나를 포함한 누구나의 아픔이 될

치매, 쉽게 알고 대응하기

– 예방과 실천이 최선이다 –

지은이 김진수 / 감수 김영찬

예감

치매, 쉽게 알고 대응하기

초판1쇄 2021년 6월 23일

지은이 : 김진수
감수: 김영찬
펴낸이 : 이규종
펴낸곳 : 예감
등록 : 제2015-000130호
주소 : 고양시 덕양구 호국로 627번길 145-15
전화 : 031) 962-8008
팩스 : 031) 962-8889
홈페이지 : www.elman.kr
전자우편 : elman1985@hanmail.net

ISBN 979-11-89083-74-8 13510

값 18,000 원

나를 포함한 누구나의 아픔이 될

치매, 쉽게 알고 대응하기

- 예방과 실천이 최선이다 -

지은이 김진수 / 감수 김영찬

예감

프롤로그 Prologue

치매, 아는 만큼 지혜로워지고 행동으로 실천해야!

오늘날은 의학 발전에 힘입어 100세 시대가 도래하고 있다. 그렇지만 급속도로 진행된 고령화 사회는 개인의 삶에 적지않은 영향을 주고 있다. 나이가 들게 되면 각종 퇴행성 질환은 있을 수 있으나, 무엇보다도 걱정되는 것이 치매다. 더구나 노인 인구의 증가로 치매가 크게 늘어나고 있는 실정이다. 현재 65세 이상 약 10% 정도가 치매이고, 85세 이상 노인 절반가량이 치매에 걸릴 가능성이 있는 것으로 추정하고 있다.

뿐만 아니라, 2040년이 되면 치매 환자가 200만명을 돌파한다는 예측도 하고 있다. 우리는 가족 중에 누군가가 치매에 걸리게 되면, 온 식구가 마음의 짐을 떠안는다. 우선 걱정이 앞서고 집안 일들이 여러모로 영향을 받아 일상생활에 혼란이 가중된다. 이에 가족들간의 불안감은 더해지고, 심지어는 가정의 불화 요인이 되기도 한다. 이런 상황에서 치매 치료에 대한 뚜렷한 해결책이 없는 의료계의 현실을 보면 안타까움이 더하다.

이처럼 치매가 인간의 존엄성마저 무너뜨리고 많은 사람들이 두려워하는 병이 되고 있다. 결국 치매에 걸리게 되면, 근본적인 치료 방법도 없는데다 완치도 어렵고, 걸리고 나서는 뒤늦게 후회한들 아무 소용이 없다. 더구나 치매로 인해 뇌 세포가 죽으면 온전한 삶을 살아갈 수가 없다. 또한 치매에 의한 인지기능 저하 역시 감당하기 힘든 노릇이다. 그래서 사람들은 치매에 걸린다는 것을 상상조차 하기 싫어하며 불안해 하는지도 모른다.

그러나 치매란 병도 우리가 안고 살아가야 하는 인생의 한 부분이다. 무엇보다 치매는 걸리고 싶지 않은 병이기에, 예방을 위해 최선의 노력을 다해야 한다. 이를 위해서는 치매의 원인과 증상을 정확히 알고 대처하는 것이 절대적으로 중요하다. 치매 역시 아는 만큼 보이고 예방의 길도 찾아나설 수 있다. 치매는 누구나 걸릴 수 있는 여지가 항상 있어서, 이를 소홀히 하면 미래의 인생은 무너지고 나중에는 죽음으로 내몰리는 지경에 이른다.

다시 말하면, 치매에 대한 올바른 지식을 사전에 습득하고 잘못된 인식을 바로잡아 간다면, 어려운 곤경에서 벗어날 수 있다는 얘기가 된다. 치매에 대한 불안과 두려움의 공포증은, 어설프게 알고 있는 지식이나 오해로 인해 비롯될 수 있다는 것도 간과해서는 안된다. 이 책은 총 8장으로 다음과 같이 구성되었다.

제 1장에서는, 치매에 대한 기초지식을 바로 아는데 주안점을 두고, 치매 의 어원과 의미를 새기면서 그 실태와 추이를 짚어 보았다. 또한 치매의 원인과 증상, 유사 질환과의 차이점을 살펴보았다.

제 2장에서는, 치매의 진행과정을 단계별로 구분하고 그 상황들을 상호 비교하였다. 그리고 치매의 고통을 인식하고, 치매 조기 발견과 지속 치료를 강조하면서 치매환자의 주요 행동장애들을 기술하였다.

제 3장에서는, 치매의 가장 많은 비중을 차지하고 있는 알츠하이머형 치매와 혈관성 치매에 대해 그 원인과 특성을 살펴보고, 각종 질병의 형태에 따라 발병하는 다양한 치매 간의 차이점 등을 비교해 보았다.

제 4장에서는, 치매와 연관이 깊은 뇌의 구조와 역할들을 알아보고, 뇌가 시기별로 어떠한 발달 과정이 있는지 또는 대뇌의 부위별로 기능에 손상이 있을 경우 어떤 변화가 나타나는지를 살펴보았다.

제 5장에서는, 치매 예방을 위해 어떠한 약물치료가 있는가를 알아보고, 인지치료 및 심리치료, 운동치료, 식습관치료 등 각종 치료법을 소개하였다. 또한 연령대별 치매 예방 실천법, 예방 수칙 등을 팁으로 수록하였다.

제 6장에서는, 치매에 대한 다양한 검사 방법의 인식을 도모하고, 치매예방을 위한 치매 선별검사와 우울증 검사, 기억력·지남력 검사 등에 대한 방법들을 익혀서 적응력을 키워 나가도록 하였다.

제 7장에서는, 치매 환자를 위한 효율적인 간병과 제반 상황을 관리할 수 있는 방법들을 제시하였으며, 치매환자와의 원만한 대화방법, 치매 지연 활동, 치매환자의 폭언 행동 등에 대한 각종 상황 대처법을 적시하였다.

제 8장에서는, 우리나라의 치매국가책임제 시행을 비롯하여, 각종 복지제도의 이해를 높이고 중앙치매센터 등 관련 조직 및 시스템에 대하여 살펴보면서, 다양한 환경변화에 적극 대응해갈 수 있도록 하였다.

우리들에게 행복의 첫 번째 조건은 건강이다. 몸이 아프면 아무 것도 할 수가 없다. 우리 인생의 여러 격언들 중에 "돈을 잃으면 조금 잃는 것이고, 명예를 잃으면 많이 잃는 것이며, 건강을 잃으면 전부를 잃는 것이다."라고 하였다. 그만큼 건강이 중요하다는 얘기다.

우리는 싫든 좋든 간에 이제 100세 시대에 살고 있다. 자신의 의지대로 살기가 쉬운 것은 아니지만, 행복하고 건강한 삶을 위해서는 치매없는 인생을 살도록 하여야 한다. 그래서 노화가 시작되는 20대부터 근본적인 치매 예방을 위한 준비를 해야만 한다. 따라서 치매 위험요인이 되고 있는 생활습관병 개선을 위해 일상 속에서의 올바른 행동이 이행되어야 한다.

오늘날은 '뇌의 시대'라 할만큼 뇌에 대한 관심이 갈수록 높아져가고 있다. 뇌를 잘 살려야 온 몸이 살아나고 온 몸이 살아나야 활력이 넘치는 인생을 살아갈 수 있다. 치매를 통해 얻을 수 있는 교훈은 '내 몸은 역시 건강할 때 내 스스로 지켜야 한다.'는 것이다. 건강할 때 지키지 못하면 그 몸은 이미 내 몸이 아니라고 볼 수 있다.

이 책은 의료적 측면의 치매 치료보다는, 예방 차원에서 여러 대중들에게 널리 알리고자 하는 교육 위주의 형태에 주안점을 두었음을 미리 밝혀둔다. 아무쪼록 이 책을 통해 치매에 대한 기본지식의 습득과 이해가 한층 높아지길 바라며, 적극적인 예방과 실천의 노력으로 치매없는 건강장수와 행복한 삶이 이루어지길 기원한다.

2021년 6월
푸른 산천이 돋보이는 초여름의 길목에서...
김진수

목차 contents

제1장
치매의 기초지식 바로알기

1. 치매 어원의 유래와 정의는?

우리는 살아가면서 질병없이 살아가기를 희망한다. 하지만 주변에는 병에 감염될 확률이 늘 상존하고 있어, 위험 부담을 느끼지 않을 수 없다. 치매도 마찬가지다. 치매는 이제 우리에겐 낯설지 않은 단어가 될 만큼 가까이 와있다. 더구나 치매환자가 갈수록 늘어나는 추세이고 보면, 치매를 걱정하는 사람들이 점점 늘어가고 있는 실정이다. 그러나 걱정에 앞서 치매를 제대로 알고 예방하는 노력이 필요하다. 이를 통해 치매의 두려움과 불안에서 벗어날 수 있고 희망을 얘기할 수 있다. 치매예방을 위해서는 우선 치매에 대한 정의를 명확히 알아야 한다.

치매(dementia)라는 말은 원래 라틴어 'demens'에서 유래된 말이다. 영어의 demens는 de(제거)+mens(정신)로 '정신이 상실된 상태 또는 정신이 없어진 것'이라는 의미를 지니고 있다. -tia까지 결합된 용어로 풀이하면, '제정신이 아닌 질병'을 의미한다. 말 그대로 뇌 기능의 장애로 인해 기억력 감소, 행동 장애, 인지 장애 등이 따르면서 일상생활을 정상적으로 유지하지 못하는 경우이다. 또한 치매는 동양의학의 옛 문헌에도 기록되어 있을 정도로, 오래 전부터 매우 심각한 문제의 질환이 되어 왔다.

한의학에서는 중국 명(明)대의 장경악(張景岳)이 치매(痴呆)라는 병명을 처음으로 기재하였으며, 동의보감에서는 치매를 '건망·정신몽매'라고 표현하고 있기도 하다. 한문으로 치매(癡呆)는 '어리석을 치(癡)'자에 '미련할 매(呆)'자로서 '어리석고 미련하다'

멍청한 정신 상태'라는 뜻을 포함하고 있다.

이처럼 치매라는 단어가 갖는 나쁜 의미로 인해, 환자와 그 가족에게 더 큰 상처를 주고 있기도 하다. 이는 우리 사회가 치매에 대한 부정적 인식을 더하고 있는 셈이다. 치매가 너무 부정적인 이미지 탓으로, 그 의미하는 용어 자체를 다른 표현으로 교체한 나라도 없지 않다. 각 나라에서 쓰이고 있는 치매의 용어는 아래 〈표 1-1〉과 같다.

〈표 1-1〉 각 나라의 치매 용어

한국	일본	대만	홍콩
치매	인지증 (認知症) 〈2004년 교체〉	실지증 (失智症) 〈2001년 교체〉	뇌퇴화증 (腦退化症) 〈2010년교체〉

우리나라가 치매 용어 교체에 소극적인 것은 "섣부른 용어 교체가 국민의 혼란을 초래할 수 있다"는 이유라고 한다. 국어사전에서는 치매를 '대뇌 신경세포의 손상 따위로 지능, 의지, 기억 따위가 본질적으로 상실되는 병'이라고 하였다. 건강백과에서의 치매는 '일단 정상적으로 성숙한 뇌가 후천적인 외상이나 질병 등 외인에 의하여 손상되거나 파괴되어, 전반적으로 지능, 학습, 언어 등의 인지기능과 고등 정신기능이 떨어지는 복합적인 증상'이라고 하였다.

또한 세계보건기구(WHO)에서는 '뇌의 만성 또는 진행성 질환에서 생기는 증후근으로, 이로 인한 기억력, 사고력, 이해력, 계산능력, 학습능력, 언어 및 판단력 등을 포함하는 고도의 대뇌피질 기능의 다발성 장애'라고 정의하고 있다.

반면에 한의학에서의 치매는 치(痴)가 '어리석다'라는 의미로 지능과 지성의 이상을 말하고, 매(呆) 역시 '어리석다'라는 뜻인데 대소변을 가리지 못한 증상을 의미한다.

한편 서양의학에서 바라보는 치매란,'후천적인 뇌 질환에 따른 다발성 인지기능 장애'
로 정의한다.

이들 치매에 대한 정의를 종합적으로 정리해보면,'정상적으로 생활해오던 사람이
다양한 원인으로 인해 뇌기능이 손상되면서, 인지 기능이 저하되어 일상생활에 상당한
지장이 초래되고 있는 상태'를 의미하고 있다.

더불어 보건복지부 정의에 따르면,'치매란 기억력, 시·공간 능력, 언어능력, 집중력,
실행 능력 등의 인지 기능이 떨어지고, 이로 인해 일상생활에 현저한 지장이 생겨서 그
상태가 지속적일 때'를 의미한다.

※ 다발성 인지기능 장애란? : 기억 장애 외에 한 가지 이상의 인지기능 장애가 있거나,
기억장애가 없을 경우 언어장애·시공간 능력 장애·성격 및 감정의 변화·판단력을 포함한
전두엽 집행 기능의 장애 중 3가지 이상의 인지기능 장애가 있을 경우를 의미한다.

2. 치매 발생의 실태와 향후 추이는?

치매는 나이가 들어가는 것과 함께 자신도 모르는 사이에 슬그머니 찾아온다. 그러나 발생 시기는 따로 정해져 있지 않다. 왜냐하면 요즘은 30, 40대 장년층에게도 치매가 갑작스럽게 찾아오기 때문이다. 더구나 장년성 치매가 확산되는 추세라고 하니, 여간 걱정되는 일이 아닐 수 없다.

그래서 치매는 결코 남의 일이 아니라, 나를 포함해서 어느 누구한테도 올 수 있다고 생각해야 한다. 치매는 수적으로 봐서 고령자에게서 많이 발병한다. 하지만 치매는 안전지대가 없는데다, 연령이 따로 없이 언제라도 찾아올 수 있다. 여기서는 노인성 치매와 초로기 치매를 구분해서 생각해 본다.

1) 노인성 치매

치매는 대부분 연령이 많은 노인들에게 많이 나타나고 있으나, 경우에 따라서는 젊은 나이에서도 발생할 수도 있다. 치매는 전 세계적으로 65세 이상 노인 중에서 약 5~10% 정도의 유병율을 보이고 있다. 유병율은 65세 노인 중에는 약 5%, 70세에는 10%, 75세에는 15%, 80세 이상에서는 20% 정도로 나타나고 있어 나이가 들수록 치매 유병율이 높게 나타난다.

이처럼 치매가 중요한 질병으로 대두되자, 1995년 세계보건기구(WHO)가 국제알츠하이머협회(ADI)와 함께 영국 에든버러에서 개최된 총회에서, 매년 9월 21일을 '세계 치매의 날'로 정해 치매의 위험성을 인식하도록 하였다. 우리나라도 치매 관리의 중요성을 널리 알리고, 치매 극복을 위한 범국민적 공감대 형성을 위하여 이 날을 법정기념일인 '치매 극복의 날'로 지정하였다. 이는 치매에 대한 올바른 정보의 제공과 관련 기관들의 상호 협력을 통한 인식 개선에 목적을 두고 있다.

치매를 종류별로 2020년 통계청 자료를 보면, 가장 흔히 발생되는 치매로는 알츠하이머형 치매이고 전체의 약 76%를 차지한다. 혈관성 치매는 약 9%, 기타 치매는 15%를 차지하고 있다. 결국 치매의 원인 중 가장 많은 것은, 알츠하이머형 치매와 혈관성 치매라고 할 수 있다. 치매는 나이가 들수록 발병율이 높고, 남성보다 여성이 치매에 노출될 확률이 높은(여성이 남성보다 13% 정도 높게) 것으로 알려지고 있다. 또한 고학력자보다는 저학력자가 치매 확률이 높게 나타난 것으로 되어 있다.

한편 경도인지장애는 예전보다 기억력 등의 인지 기능이 떨어지고 검사상에 인지 저하가 명백하나, 일상생활에 현저한 지장이 없으면서 치매가 아닌 상태를 일컫는다. 2020년도 경도인지장애 환자의 인구대비 유병율은 약 22.7%를 나타내고 있다. 경도인지장애의 약 10%가 1년 뒤 치매 상태에 이르고, 6년 내에는 약 80%가 치매 상태에 이른다. 따라서 경도인지장애는 치매 전 단계로 여겨지고 있다. 그래서 치매 전 단계부터 관리가 이루어져야, 치매 상태로의 진행을 늦추고 악화를 예방하는 효과를 가져온다.

2020년 통계청 자료에 의하면, 치매환자는 10.3%(83.8만명), 2040년에는 12.7%(217만명)로 증가하리라 추정하고 있다. 치매환자의 증가 추이 및 연령대별 치매 비율은 아래 〈표 1-2〉와 〈표 1-3 〉과 같다.

〈표 1-2〉 치매환자 추이(65세 이상)

구분	2020년	2025년	2040년	2050년
치매환자(만명)	83.8	108	217	302.7
유병율(%)	10.3	10.32	12.7	16.09

※ 자료 제공 : 통계청

〈표 1-3〉 연령대별 치매 비율(100명 기준)

연령	60~69세	70~74세	75~79세	80~84세	85세 이상
인원수	약 3명	약 6명	약 12명	약 25명	약 40명

※ 자료 제공 : 보건복지부/중앙치매센터(2017년)

2020년 우리나라 65세 이상 노인 중 치매환자는 10.3%인데, 이는 미국이나 독일 등의 선진국 16%에 비해서는 덜 미치고 있다. 현재 치매환자의 실태를 보면, 많은 노인들에게 치매가 얼마나 큰 문제인지를 실감케 하고 있다. 결국 이러한 치매 환자의 급증 추세는, 향후 심각한 사회문제로까지 확산될 수 있어 우려하지 않을 수 없는 일이다. 사실 치매는 사람을 가리지 않고 다가온다. 결국 치매 예방과 조기 발견을 위해 크게 노력하지 않는 사람은, 갑작스레 찾아온 치매와의 전쟁에서 당할 수 밖에 없는 지경이 되고 만다.

치매는 대부분 서서히 오는 경우가 많지만 비퇴행성 뇌질환은 갑자기 오는 치매의 예가 되고 있다. 아래 〈표 1-4〉의 뇌 질환 치매의 예를 보면 구분해서 비교해볼 수 있다.

〈표 1-4〉 뇌 질환 치매의 예(구분)

서서히 치매가 되는 퇴행성 뇌질환의 예	갑자기 치매가 되는 비퇴행성 뇌질환의 예
· 알츠하이머병 치매 · 혈관성 치매 · 루이체병 치매 · 전두측두엽 치매 · 파킨슨병 치매	· 뇌졸중이나 뇌출혈 이후의 치매 · 두부외상 후의 치매 · 감염성 질환으로 인한 치매 · 신체 질병에 의한 치매

〈그림 1-1〉 치매의 진행 단계 및 소요기간

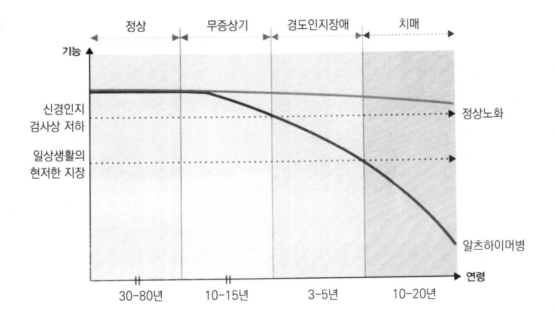

【참고 1-1】 노인의 일반적 특징 및 노화의 증상

□ 노인의 일반적 특징

▶ 신체적 특성

노인의 신체적 특성은 신체 구조의 구조적인 쇠퇴로 인해, 피부의 지방조직 및 세포의 감소, 골격과 수의근의 약화, 치아의 약화, 심장비대와 심장박동의 약화 등이 나타난다. 신체 외면상의 변화는 백발의 증가, 머리카락의 감소, 주름살의 증가, 얼룩반점의 증가, 신장의 감소 등도 나타난다. 노인의 만성질환은 이러한 생리적 기능상의 노화와 매우 밀접한 연관이 있다.

또한 생리적인 노화현상은 소화기능의 쇠퇴, 폐활량의 감소, 신진대사율의 저하, 변비, 수면의 양과 질의 감소, 피로감, 불면증, 야뇨 등이 온다. 만성질환인 고혈압, 당뇨병, 심장병 등도 나타난다. 뿐만 아니라 근 골격계와 감각기관의 변화가 오고 소화기, 미각과 후각 등 감각 기관의 둔화 및 활동량의 감소이다. 더불어 치아 손실과 후각 기능의 퇴화로 인해 음식물 섭취에 큰 영향을 가져다 준다.

▶ 심리적 특성

감각기관에 의해서 수집된 정보를 의식적인 수준에서 처리하고 평가하는 지각기능은 노화에 따라 그 속도가 저하된다. 정신기능은 노화에 따른 감각과 지각기능의 변화보다 비교적 덜 쇠퇴한다. 지능의 쇠퇴에 있어서 연령 이외에 교육수준, 생활경험, 사회경제적 지위, 건강수준, 심리적 스트레스 등 여러 요인들이 작용한다. 기억력은 노화와 함께 쇠퇴해서 예전보다 최근의 일을 더 기억 못한다. 학습 능력도 연령이 증가하면서 점차 떨어진다. 정신적 노화는 단순 기억 장애인 생리적 정신노화와 치매처럼 되는 병적인 정신노화로 나뉜다. 즉 치매는 정신기능 퇴화와 성격의 와해현상으로 나타난다.

▶ 사회적 특성

노년기에 가장 뚜렷한 변화는 사회적 지위와 역할이다. 직장인, 가장으로서 지위와 역할을 상실하고 사회와 가정에서의 소외와 고립, 수입의 감소 등에 따른 경제적 의존성과 사기 저하로 인한 사회적 손실이 크다.

□ 노인 인구의 실태 및 추이

우리나라는 65세 이상 인구가 전체 인구에서 차지하는 비율이 14%(2017년 8월말)를 넘어서 고령사회가 되었다. 2026년에는 20%로 초고령사회로 접어들 것이 예측된다. 고령화 속도가 가장 빠른 일본을 제치고 우리가 세계 1위를 차지한 셈이다.

일본의 평균수명은 2015년에 여성 86.99세, 남성 80.75세로 평균 83.87세인 반면에, 우리나라는 평균수명이 81.8세이다.(1960년은 55.3세, 1980년은 65.8세이고 2026년에는 87세로 예상)

〈표 1-5〉 노인 인구 및 평균수명의 추이

구분	1960년	1980년	2000년	2015년	2026년
전체인구 (천명)	25,012	38,124	46,789	51,070	50,578
노인인구 (천명)	726	1,456	3,168	6,775	10,000
비율(%)	2.9	3.8	6.8	13.3	19.8
평균수명	55.3	65.8	74.3	81.8	87.0
UN분류	-	-	고령화사회 (7%이상)	고령사회 (14%이상)	초고령화 사회 (20%이상)

□ 노화의 증상

노화는 질병이나 사고에 의한 것이 아니라, 시간이 지나 생체 구조와 기능이 쇠퇴하는 현상이다. 노화는 누구에게나 예외가 없고 생체 내에서 진행된 변화이며, 생명체의 내재적 변화에 따른 현상이다. 노화는 정상적으로 나이가 들어 나타나기도 하지만, 병에 걸리거나 강력한 스트레스에 시달려도 급속히 시작된다. 실제로 당뇨병이나 관절염은 유전이나 생활양식에 의해 나타난 질병에 의한 노화이다.

노화 기준은 생물학적인 변화뿐만 아니라, 심리적·사회적 변화까지 포괄적으로 생각해야 한다. 심리적인 노화가 이루어지면, 몸과 마음이 더욱 쇠잔하고 초췌해지면서 무기력해진다. 사회학적인 노화는 은퇴하면서 새로운 삶으로 조정이 되고, 생활 습성의 변화에 따라 여러 변수들이 작용한다. 이에 따라 우울증, 소외와 고독, 무력감, 정서의 불안 등을 가져올 수 있다.

□ 노화로 인한 기억력 저하와 치매 증상과의 차이점

기억력이 저하된다고 하여, 이를 치매로 단정짓기보다 노화로 인한 기억력 감퇴 현상일 수 있다는 것을 감안할 필요가 있다. 그래서 치매와 단순 노화 증상의 차이를 알아보는 것이 증세 판단에 도움이 될 것이다. 다음은 미국의 건강 의료 포털 웹 엠디가 분석한 노화로 인한 기억력 저하와 치매 증상의 차이점이다.

▶ 같은 것을 자꾸 물어보는 경우

오늘 계획했던 일을 깜빡했거나 나중에 떠오른다면 크게 걱정을 하지 않아도 된다고 한다. 그러나 가족이나 친구 동료에게 자꾸 자신의 계획을 묻거나 혼자 할 수 있는 일을 대신 해 달라고 여러번 요청하는 상황에 이른다면 치매일 수가 있다는 것이다.

▶ 계산을 잘 하지 못하는 경우

가계부를 정산하는 약간의 계산 착오가 생기는 정도는 노화 증상의 일부분일 수 있다. 그러나 그동안 쉽게 정리했던 청구서나 영수증 정리, 계산하는데 어려움을 느끼기 시작했다면 이는 치매 증상으로 보는 것이 좋다고 한다.

▶ 전자기기 사용법을 잊을 경우

자주 쓰지 않는 전자기기의 리모컨 작동이나 오븐 사용법 등이 헷갈려, 다른 사람에게 묻는 것은 충분히 있을 수 있는 일이다. 그러나 평소 친숙하고 익숙하게 사용했던 TV 리모컨 같은 전자기기 사용법이 헷갈리기 시작했다면, 이는 치매의 한 증상으로 병적인 기억력 손실과 연관이 있을 수 있다고 한다.

▶ 위치 감각이 없어지는 경우

오늘이 며칠인지 잘 기억이 안나 달력을 보는 경우에, 혹 누군가에게 날짜를 물은 뒤 기억이 난다면 걱정할 수준은 아니다. 그러나 자신이 현재 있는 위치가 어디인지 헷갈리거나 자주 갔던 어디를 가야하는 경우에, 어떻게 가야하는지 모르겠다면 치매를 우려해야 한다는 것이다.

▶ 틀린 이름을 말하는 경우

상황에 맞는 적절한 단어가 곧바로 떠오르지 않는 건 누구에게나 있을 수 있는 일이다. 그러나 다른 사람의 이름을 잘못 부른다거나 사물의 이름을 잘못 알고 있는 등, 본인이 현재 무슨 이야기를 하고 있는지 감이 오질 않는 경우라면, 치매를 걱정하여 진단을 받아 보는 것이 좋다고 한다.

▶ 엉뚱한 행동을 하는 경우

간혹 핸드폰이나 열쇠를 어디에 뒀는지 기억이 안날 때가 있다. 그러나 냉동실처럼 전혀 예상치 못한 엉뚱한 장소에 핸드폰을 뒀다거나, 다른 사람의 물건을 잘못 가져오는 일 등을 자주 한다면 이는 치매의 초기 증상일 가능성이 있다고 한다.

▶ 모든 것에 흥미가 없어졌다고 하는 경우

직장이나 가정에 책임져야 할 자신의 일이 번거롭고 지칠 때가 있다. 그런데 이전에 좋아했던 취미나 사교 생활조차 유지하기 힘들 정도로 귀찮아졌다면, 이 때는 자신의 변화된 행동에 주목해야 할 시점으로 치매 검사를 해보는 것이 좋다고 하였다.

▶ 작은 변화에도 분노가 치민 경우

일이 자신이 계획했던 방향과 다른 쪽으로 전개되면 누구나 화가 나거나 짜증이 날 수 있다. 그러나 규칙적인 일과에 사소한 변화가 생겼을 때도 극도로 화가 난다거나, 우울증에 빠진다거나 불안하고 두려운 감정에 치우치게 된다면, 이 때는 치매 검사를 받을 필요가 있다고 한다.

□ **치매 및 노화로 인한 기억력 감퇴의 차이점**

다음은 보건복지부에서 제공한 치매 및 노화로 인한 기억력 감퇴의 차이점이다.

〈 **치매로 인한 기억력 감퇴** 〉

- 빠른 기억력 감퇴가 일어난 경우는 뇌에 병이 생겼기 때문이다.
- 여러 가지 뇌질환과 뇌에 영향을 미치는 신체 질환이 비정상적 기억력 감퇴를 일으킨다.
- 가장 대표적인 뇌질환은 알츠하이머병이다.

〈 노화로 인한 기억력 감퇴 〉

• 알고 있는 것이지만, 바로 떠오르지 않고 한참 후에 생각난다.

• 재채기를 할 듯 말 듯, 아는 단어가 입 밖으로 나오지 않는다.

• 하려 했던 행동을 잠시 잊어버린다

→ 반드시 정상이라고 할 수는 없지만, 흔한 노화 현상일 수 있다. 이것만으로는
   치매의 전조 증상이라고 단정하기 어렵다.

【참고 1-2】 노인 생활수칙(50가지)

01. 즐거운 마음으로 하루를 시작하고 마감하라. 그래야 여한없이 산다.

02. 좋은 친구와 만나라. 외로움은 암보다 무섭다.

03. 자서전을 써라. 인생의 정리가 저절로 이루어진다.

04. 덕을 쌓으며 살아라. 좋은 사람이 모여들고 하루하루가 값지다.

05. 좋은 말을 써라. 말은 자신의 인격이다.

06. 좋은 글을 읽어라. 몸은 늙어도 영혼은 늙지 않는다.

07. 내 고집만 부리지 말라. 노망으로 오인 받는다.

08. 받으려하지 말고 주려고 하라. 박한 끝은 없어도 후한 끝은 있다.

09. 모든 것을 수용하라. 배타하면 제 명대로 살지 못한다.

10. 마음을 곱게 써라. 그래야 곱게 늙는다.

11. 병과 친해져라. 병도 친구는 해치지 않는다.

12. 나이에 자신을 맞추어라. 몸부림쳐도 가는 세월 막지 못한다.

13. 틈만 있으면 걸어라. 걷는 것 이상 좋은 운동이 없다.

14. 나만 옳다는 생각을 버려라. 고집 센 사람 모두가 싫어한다.

15. 자녀에게 이래라 저래라 간섭하지 말라. 그러다가 의만 상한다.

16. 물을 많이 마셔라. 물처럼 좋은 보약도 없다.

17. 골고루 먹어라. 편식은 건강의 적이다.

18. 콩과 멸치, 마늘을 많이 먹어라. 최고의 건강식품이다

19. 과식단명 소식장수란 말이 있다. 음식 욕심은 명 재촉 지름길이다.

20. 아침에 일어나 온몸을 마찰하라. 순환만 잘되면 100세는 거뜬하다.

21. 낙천가가 되라. 하루가 즐거우면 열흘이 편안하다.

22. 노후는 인생의 마지막 황금기이다. 값지게 보내라.

23. 술과 담배는 멀리하라. 백해무익의 원수이다.

24. 많이 웃어라. 웃음은 젊음과 활력의 묘약이다.

25. 어제를 잊고 내일을 설계하라. 어제는 이미 흘러갔다.

26. 충분히 잠을 자라. 수면에 비례해서 수명도 늘어난다.

27. 매일 맨손 체조를 하라. 돈 안들이는 최고의 건강법이다.

28. 쉬지 말고 움직여라. 흐르는 물은 썩지 않는다.

29. 욕심을 버려라. 남 보기에도 좋아 보이지 않는다.

30. 주어진 날들을 즐겁게 지내라. 세상은 즐기기 위해 나온 것이다.

31. 적극적인 자세를 잃지 말라. 무엇을 하기에 늦은 나이란 없다.

32. 사람을 믿어라. 내가 믿으면 그도 나를 믿는다.

33. 사랑의 눈으로 만물을 보라. 사랑이 가득한 세상이 펼쳐진다.

34. 나이 듦은 죄가 아니다. 언제나 당당하라.

35. 쉬지 말고 배워라. 배움에는 정년이 없다.

36. 비상금을 가지고 있어라. 무일푼이면 서러움을 당한다.

37. 종교를 가져라. 삶의 내용이 달라진다.

38. 시간을 쪼개어 예술을 감상하라. 그 즐거움도 만만치 않다.

39. 미움과 섭섭함을 잊어 버려라. 그래야 평화가 온다.

40. 말을 적게 하라. 말이 많으면 모두가 싫어한다.

41. 날마다 샤워를 하라. 몸이 깨끗해야 손주들도 좋아한다.

42. 취미를 살려라. 취미는 삶의 활력소이다.

43. 여행을 즐겨라. 하루하루가 즐거움의 연속이다.

44. 작은 배려에도 감사의 표현을 하라. 그래야만 존경받는다.

45. 컴퓨터와 친구가 되라. 새로운 세상을 맛보게 된다.

46. 새로운 친구를 사귀어라. 돈이 아니라 사람이 자산이다.

47. 부부금슬을 극대화시켜라. 행복의 날도 길지 않다.

48. 평생 현역으로 살아라. 좋은 일, 궂은 일 따로 있는 것이 아니다

49. 세상을 아름답게 보아라. 보는 것만 내 몫이다.

50. 시간 관리를 잘하라. 주어진 시간이 끝나면 이 세상과도 작별이다.

2) 초로기 치매

　초로기 치매는 지능의 기능 저하로 인해, 50대 안팎의 나이에 발병하는 치매(후천성 뇌 상해로 인한 지능 저하)를 일컫는다. 치매가 보통 노인층에서 발병률이 높기는 하지만, 나이가 젊다고 해서 안심할 수 있는 병은 아니다. 요즘 젊은 치매가 늘고 있기 때문이다. 초로기 치매가 바로 그런 상황이다. 보건복지부는 우리나라 전체 치매 환자의 15%를 초로기 치매 환자로 보고 있다.

　HIV(인체면역결핍바이러스) 감염과 후천성 면역결핍은 감염뿐만 아니라 인지 저하에도 영향을 미친다. HIV 감염으로 인한 치매의 경우 사회적 위축과 일상생활 수행 능력의 저하, 무감동, 우울증과 인지 저하가 함께 나타난다. 인지 저하는 주로 기억 감퇴와 사고 처리 속도의 차이 및 주의력의 저하로 나타나기는 하나, 언어 기능은 상대적으로 보존되는 양상을 보인다.

　HIV 감염으로 치매는 임상 경과가 진행될수록 균형 감각의 저하와 손 떨림, 과반사, 근경련, 전두엽 손상 징후, 실금증, 경련 등의 신경학적 증상이 동반되는 비율이 높아진다. HIV 감염으로 인한 치매도 40세 이하의 감염자 중에서는 25~30%에서, 50세 이상의 감염자 중에서는 90% 이상의 경도인지장애가 나타난다.

　그리고 초로기 치매에 대한 원인 질환을 감별할 때, 독성 물질의 중독과 대사성 장애에 대해서도 고려해야 한다. 납, 비소, 수은과 같은 중금속 중독은 뇌 손상을 일으키고, 이로 인해 기억력 저하 및 의식 상태의 변화, 과민 증상을 일으키기도 한다. 비타민 B12 결핍과 갑상선 저하와 같은 대사성 질환은, 치료를 통해 질환이 호전될 경우 인지 장애도 회복되는 경과를 보이기 때문에 초기 평가 시에 반드시 고려해야 한다.

다발성 경화증은 뇌, 척수 그리고 시신경을 포함하는 중추신경계에서 발생하는 만성 신경면역계질환이다. 원인은 정확히 알려지지 않았지만, 신경을 둘러싸고 있는 수초가 손상되어 뇌로부터 신경자극의 전달이 방해되어 나타나는 것으로 추정된다. 이는 어린 연령대에서 주로 발병한다. 다발성 경화증 환자의 65%에서 인지 저하가 나타나고, 기억력과 실행 능력의 저하가 있게 된다.

또한 의식 소실이 동반될 정도의 두부 외상으로 인해 뇌 손상이 생기면 이후 만성적인 인지 장애가 발생할 수 있으며, 가벼운 두부 외상도 반복적으로 발생하면 인지 저하를 일으킬 수 있다. 두부 외상으로 인한 치매는, 젊은 연령대에서 다발하는 교통사고 이후에 발생하는 경우가 많기 때문에 초로기 치매의 감별 진단으로서 고려해야 한다.

국민건강보험공단에 따르면, 30~50대 치매 환자가 2006년에 4,055명이던 것이 5년 뒤인 2011년은 7.768명으로 91%가 늘어났다. 특히 50대 치매 환자수는 2006년 3,179 명에서 2011년에는 2배 이상인 6,547명으로 급증했다. 이처럼 왕성하게 사회생활을 해야 하는 중장년층에서도 나타나고 있는 상황이다.

초로기 치매는 특히 중년 여성들에게 많이 나타나고 있는 것으로 알려지고 있다. 이는 환자와 가족들에게 갑작스런 상황으로 다가와 이루 말할 수 없는 상실감을 안겨주기도 한다. 그런 측면에서 보면 노인성 치매보다 더 무섭고, 경제적·심리적 측면에서 더 큰 타격을 주게 된다. 그래서 치매를 먼 훗날의 이야기나 결코 남의 이야기로만 치부해서는 안된다는 것이다. 이처럼 초로기 치매 환자가 늘고 있는 이유로, 전문가들은 유전적인 요인 뿐만 아니라 스트레스 같은 환경적 요인을 더 꼽는다.

〈그림 1-2〉 초로기 치매 환자의 변화 추이

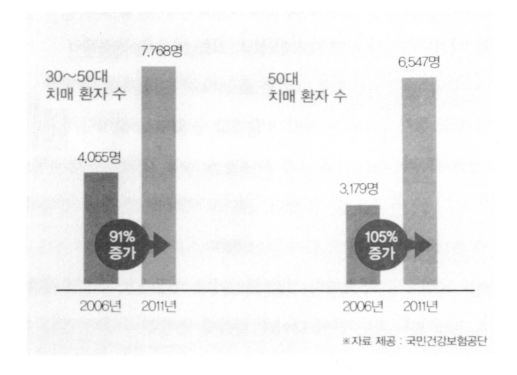

30~50대
치매 환자 수

7,768명

4,055명

91%
증가

2006년　2011년

50대
치매 환자 수

6,547명

3,179명

105%
증가

2006년　2011년

※자료 제공 : 국민건강보험공단

　초로기 치매는 처음에는 건망증이 심하고, 차츰 기억·이해·판단·계산 등이 떨어지면서 치매가 뚜렷해지는 양상을 보인다. 그러나 대민 태도나 복장 차림 등은 정상이고, 인격상으로도 노출되는 일은 별로 없다. 하지만 마침내는 폐인과 같이 되고 만다. 그 경과는 수년에 걸쳐 쇠약해지면서 합병증으로 사망하게 되고, 대뇌는 위축되어 노인성 치매로 가는 변화가 현저해진다. 통상적으로 노인성 치매의 생존기간은 진단 후 평균 10여년이지만, 초로기 치매는 평균 6년 정도라고 한다.

　아직까지는 확실한 치료법이 개발되어 있지는 않다. 환자 자신의 다양한 검사와 평가를 통해, 조기에 치료가 가능한 원인을 깊이 있게 판단하고 치료에 임하는 것이 중요하다. 뿐만 아니라 비가역적인 원인으로 인한 치매는 그에 부합하는 약물이나 비약물적인 치료를 하는 것이 타당하다. 또한 환자의 청결을 유지하고 감기에 더욱 조심하는 등 평상시 건강관리에 유의해야 하며, 가족의 따뜻한 보호가 절대적으로 필요한 상황에서 관리가 되어야 한다.

3. 치매의 장애 증상에는 어떤 형태가 있나?

나이가 들면 점점 기억력과 관련된 부분에서 그 기능이 저하된다. 평소에 일상에서 기억했던 일들이 잘 떠오르지 않을 때, 이러한 증상을 조금씩 인지하기 시작한다면 경도인지장애가 아닐지 한 번 의심해봐야 한다. 경도인지장애는 뇌 속의 어떤 문제로 인해서 기억력을 비롯한 인지 기능이 같은 나이 때의 평가보다 떨어져 있는 상태이다. 인지 기능이 떨어질 때 가장 흔하게 나타나는 증상 중 하나가, 평소 잘 알던 것도 기억해내지 못하는 기억력 장애이다. 이러한 치매의 장애 증상은 인지기능 장애, 언어장애, 신체장애, 정서적 장애, 행동장애 등으로 나뉘어 살펴볼 수 있다.

1) 인지기능 장애

치매는 후천적으로 다양한 원인으로 인해 기억, 언어, 판단력 등의 여러 영역에서 인지기능이 떨어져 일상생활에 상당한 지장이 있는 상태이다. 치매의 대표적인 증상은 기억력 장애다. 나이가 들면 젊었을 때에 비해 기억력이 저하되기는 하지만, 치매는 이러한 정상적인 변화와는 다르다. 어쨌든 치매에 걸리게 되면 인지기능에 장애가 나타나는데, 여기에는 기억력, 지남력, 시공간력, 계산능력, 시지각, 판단력, 집중력, 실행능력 등의 장애가 있다.

가. 기억력 장애

기억력이란 이전의 경험이나 마음에 반응을 일으키는 자극을 머리 속에 저장했다가 떠올리는 능력을 말한다. 치매환자에게 가장 흔하게 나타나는 증상이 바로 기억력 장애이다. 치매가 발현되기 시작하면 기억력이 감퇴하기 시작한다. 이는 단순히 잊어버렸다가 다시 생각나게 되는 건망증과는 다르게, 아예 잊어버렸다는 사실에 대해서도 인지하지 못하고 기억해내지 못하는 특징을 갖고 있다. 기억의 과정은 새로운 경험을 저장하는 작용, 망각되지 않도록 유지하는 작용, 회상할 수 있는 작용으로 이루어지는데 이것을 기억의 3요소라고 한다.

기억은 전두엽의 대뇌피질에 저장되고 기억형성은 해마가 관여하는 것으로 보인다. 해마가 손상되거나 망가지면, 기억 정보가 입력되지 못해 최근에 일어난 일들을 기억하지 못한다. 사람의 뇌는 20대를 중심으로 점차적으로 쇠퇴함으로써, 나이가 들수록 뇌세포도 죽게 된다. 한번 파괴된 뇌세포는 다시 재생되기 어렵지만, 다행히도 인간의 뇌세포는 수도 없이 많아서 뇌세포의 감소가 일상생활을 위협하지 않는다고 한다.

치매 초기에는 단기 기억력 감퇴가 주로 나타나며, 점차 장기 기억력도 상실하게 된다. 그런데 치매의 진행이 오래되어 심해지는 상황이 되면, 비교적 잘 유지해 왔던 장기기억에도 문제가 생기게 된다. 장기기억에 문제가 되면, 의사소통에서 똑같은 말을 반복하거나 상황 판단이 어렵게 되어 말을 더듬게 된다. 또한 익숙한 장소에서도 방향감각을 잃어버리고 어떤 약속이나, 약 먹는 시간, 친구나 가족의 이름, 전화번호 등 여러 부문에서 망각 상실의 위험을 안게 돼 여러 가지 어려움을 겪게 된다.

나. 지남력 장애

지남력이란 시간과 장소, 상황이나 환경 따위를 올바르게 현실적으로 정확하게 인식하는 능력을 말한다. 그래서 지남력을 현실감각 능력이라고도 말한다. 치매 초기에 지남력 저하를 보이는데 시간, 장소, 사람을 측정하는 능력이 떨어지게 돼, 치매에 걸리면 시간·장소·사람 등의 순으로 인식 기능이 저하된다. 즉 치매에 걸리면 계절에 맞지 않는 옷을 입는 경우가 많은데, 시간에 대한 지남력이 장애가 생기면서 계절 감각이 떨어지기 때문이다.

장소에 대한 지남력은 자주 가던 곳의 위치를 기억하지 못하는 것부터 시작하여, 자신이 사는 동네나 지역 이름을 기억하지 못해 집을 찾지 못하는 사태가 일어난다. 또한 사람에 대한 지남력은 친구, 친척, 이웃들의 얼굴을 기억하지 못하는 것부터 시작된다. 마지막에는 배우자나 자식들의 얼굴마저 기억하지 못하는 서글픈 현상이 빚어지곤 한다.

다. 시공간적 장애

시공간은 시간과 공간의 의미를 합친 것으로 사물의 크기, 공간적 성격을 인지하는 능력을 말한다. 치매에 걸리면 시공간을 인식하는 능력에 장애가 되어 방향 감각이 떨어지고, 평상시 익숙한 거리에서도 길을 잃거나 집을 찾지 못하는 경우가 있게 된다. 초기에는 낯선 장소에서 나타날 수 있으나, 점차 중기에 들어서게 되면 본인 집 또는 자주 가던 곳도 찾지 못하고 방황하는 현상이 나타난다.

라. 계산능력 저하

계산적 능력이란 물건 또는 값의 크기를 비교하거나, 주어진 수나 식을 연산의 법칙에 따라 처리하는 수치적 능력을 말한다. 그러나 치매에 걸리면 계산능력이 떨어져서 간단한 더하기나 빼기 등의 계산을 잘못하거나, 샀던 물건 값을 계산하는데 어려움을 느끼는 증상이 나타난다. 즉 마트나 쇼핑몰에서 금액 계산 또는 일상생활에서의 잔돈 받기 등의 실수가 발생하거나, 이전처럼 원만한 계산이 되지 못해 어려움을 겪는다.

마. 시지각 기능 저하

시각을 통해 인지하는 능력만이 아니라, 외부 환경으로부터 들어온 시각 자극들의 인식·변별·해석하는 두뇌 활동을 말한다. 치매에 걸리면 시지각 기능이 저하되어 사물의 형태나 모양, 색깔 등의 구별을 잘 못하는 증상들이 나타난다.

바. 판단력 장애

사물을 올바르게 인식·평가하는 사고 능력을 말한다. 치매에 걸리면 무엇을 결정할 때 판단이 흐려져, 시간이 걸리거나 결정에 차질을 빚는 등의 장애가 나타난다.

사. 집중력 저하

어떤 일을 할 때 주변 소음이나 자극에 방해받지 않고 그 일에만 몰두하는 능력을 말한다. 치매에 걸리면 집중력이 떨어져 어떠한 일을 결정하는데 장애를 받아 곤란을 겪게 된다.

아. 실행능력 장애

감각 및 운동기관이 온전한데도, 해야 할 행동을 제대로 실행하지 못하는 것을 말한다. 치매에 걸리면 신발끈을 매거나, 식탁을 차리는 일, 옷을 입는 등의 단순한 일에서 조차 장애가 나타난다.

2) 언어적 장애

언어는 자신의 생각이나 감정을 표현하고, 의사를 소통하기 위한 소리나 문자 따위의 수단을 말한다. 일명 '실어증'이라고도 불린다. 초기에 흔하게 나타날 수 있지만, 이것이 치매 증상의 일환이라고 구별하기가 쉽지 않아 많은 분들이 가볍게 여기고 지나치는 증상 중의 하나이다.

치매에 걸리면 말하고자 하는 단어가 금방 떠오르지 않아, 말이 자연스럽지 못하고 중간에 말이 끊기는 언어 장애가 생긴다. 또한 사람이나 장소 등의 이름이 떠오르지 않아서, 지시대명사를 사용하거나 주춤거리는 현상이 있게 된다. 치매 초기에는 언어장애가 경미하게 나타나지만, 치매가 진행될수록 점차 말 수가 줄어들어 나중에는 전혀 말이 없어져버린 경우가 있다.

3) 신체적 장애

치매 초기에는 가벼운 두통과 현기증이 나타나기 때문에 치매인지 모르고 지나가는 경우가 많다. 신체적인 이상 증상들은 비교적 치매 후기에 나타난다. 치매가 진행됨에 따라 근위축 등으로 신체적 움직임이 점차 줄어들고, 보행이 불안정해지며 식사와 착의,

세면 등에 어려움을 느낀다. 그리고 배뇨 및 배변 등에 이르기까지 장애가 나타난다. 또한 신체적 질병에 대한 저항력이 떨어져 합병증을 일으키는 장애가 나타나기도 한다.

4) 정서적 장애

정서란 사람의 마음에 일어나는 여러 가지 감정을 말한다. 치매에 걸리게 되면 대부분 인격 변화, 성격 변화, 외모에 대한 무관심, 정신 장애 등 정서적 장애가 나타난다.

가. 인격 변화

치매로 인한 인격 변화는 우선 환자가 내성적인 성격으로 바뀌고, 환자 가족들을 괴롭히거나 적대적인 양상으로 변한다.

나. 성격 변화

치매에 걸리면 점차 세상일에 무관심해지고, 특히 다른 사람들과의 만남을 꺼려한다. 자신의 행동이 다른 사람에게 미치는 영향에 대해서도 개의치 않고, 고집이 세져서 남의 말을 안듣거나 자신이 하고 싶은 행동만을 하게 된다. 증상이 진행될수록 활동적인 사람도 수동적이 되고 냉담해지는 성격으로 변한다.

다. 외모에 대한 무관심

치매에 걸리면 점차 자신의 외모에 관심이 없어져, 몸을 청결히 하고자 하는 마음을 갖지 못한다. 또한 위생관념이 없어져 지저분하게 되고 활동에 흥미와 의욕이 없어지는 등 활력이 떨어진다.

라, 정신 장애

치매에 걸리면 자신도 모르게 불안하거나 초조해지고 우울증이 심해진다. 또한 심한 감정의 굴곡이 생겨 감정이 없어지거나 감동적인 일에도 무감각해지는 일이 생긴다. 그리고 환청, 환시, 환촉 같은 감각기능의 장애와 피해 망상증이 빈번하게 발생하기도 한다. 이로 인한 행동 장애 여파로 공격적 행동이 나타남으로써, 자해하거나 타인에게 위해를 끼치는 사례가 있게 된다.

마.기타

치매에 걸리면 점차 소유 개념을 잃어버리고, 자신의 물건조차 무엇인지 모르고 구분을 못한다. 또한 염치를 모르게 되어 치매환자에 대한 타인의 부정적인 생각을 전혀 인식하지 못한다.

5) 행동 장애

치매환자에게는 치매가 심해질수록 행동 장애가 크게 나타나게 된다. 치매환자가 보호자만 따라다닌다든지 혼자서 무작정 집을 나가 사라지고, 특별한 목적도 없이 여기 저기 배회하는 증상이 나타난다. 행동 장애가 나타나면 치매환자는 심하게 초조한 모습으로, 때때로 보호자나 다른 사람에게 화를 내거나 폭력적인 행동을 보이기도 한다.

그리고 가족이나 간호인에게 의미없는 질문을 반복해서 묻거나, 마음 속에 담고 있는

뭔가의 불만을 지속적으로 드러내기도 한다. 치매가 진행될수록 신체적인 기능이 떨어져 넘어지거나 부딪히는 등 장애를 입을 수도 있다. 특히 보호자가 치매나 행동장애에 대한 사전 지식이 없으면, 환자가 의도적으로 자기를 힘들게 한다고 생각하기 쉽다. 이로 인해 보호자 스스로가 더욱 힘들어진다.

【참고 1-3】치매환자의 주요 행동장애 및 증상

▶ 우울 – 50.6%

• '자살하고 싶다고 말함'

• '쉽게 눈물을 흘리고 자신에게 미래는 없다고 말함'

▶ 지나친 화 – 42.0%

• '별것 아닌 일에 쉽게 흥분함'

• '갑자기 화를 냄'

▶ 불안 – 41.3%

• '예민한 신경으로 호흡곤란 증세 호소'

• '보호자와 한시도 떨어지지 않으려고 함'

▶ 공격성 – 32.5%

• '소리를 지르고 욕을 하거나 폭력을 행사함'

• '집 안 물건을 부숨'

▶ 수면장애 – 28.9%

• '밤에 일어나서 아침인 것처럼 집을 나감'

• '밤에 가족들을 깨움'

▶ 망상 - 23.2%

• '배우자가 바람을 피운다고 믿음'

• '누군가 자신을 해치려 한다고 생각함'

※ 2005~2010년 전국 31개 병원에 내원한 1,786명의 초·중기 알츠 하이머병 치매환자 가족들을 대상으로 한 설문조사 결과(복수 응답)

4. 치매의 특징은 어떻게 규정짓나?

치매는 나이가 들어 뇌가 퇴행되면서, 아무도 모르게 시작되어 서서히 심해지는 것이 일반적인 형태다. 치매는 흔히 노인에게 나타나는 건망증이나 노망 같은 노인성 질환을 치매로 오해하기 쉬운데, 노인성 질환과는 다르다. 특히나 치매를 단순 건망증과 특징이 비슷하기 때문에 간과하기 쉽다는 문제가 있다. 두뇌 기능이 떨어지면서 나타나는 치매는, 후천적으로 뇌가 손상되면서 인지 기능과 고등 지식학습의 기능이 떨어지는 복합적인 증상으로 그 차이가 있다.

그러나 치매는 몸에서 어떤 신호를 보내온 듯해도 정확히 알아내기에는 어려움이 많다. 또한 치매는 정상적인 뇌가 후천적으로 질병이나 외상 등에 의한 손상으로, 인지기능이 떨어지고 복합적인 증상이기 때문에 유전적 요인이라고 보지 않는다. 치매는 다음과 같은 몇가지 특징을 지니고 있다.

첫째, 치매는 선천적인 것이 아니라 후천적인 현상이어야 한다.
둘째, 뇌의 부분 손실이 아니라 전반적인 정신증상으로 나타난다.
셋째, 기억·지능, 인격 기능의 장애가 전반적으로 있어야 한다.
넷째, 의식의 장애가 없어야 한다.

그래서 뇌가 서서히 퇴행하는 시기인 40~50대부터 미리 치매 검사 등을 통해서 뇌의 이상 여부를 꾸준하게 살펴봐주는 것이 중요하다. 더군다나 초기치매 증상은 다른 질병에 비해 전조증상이 뚜렷하지도 않고, 매우 서서히 찾아오기 때문에 당사자가 눈치를 채기 어렵다는 것이다.

대부분 중기 이상에서부터 기억력에 이상을 눈치채고 그제서야 치료를 받는 경우가 많다. 물론 현대의학이 발전되어 많이 좋아진 부분이 있기는 하지만, 치매는 빠르면 빠를수록 예후가 좋고 이전의 건강을 되찾을 수 있다. 그러나 말기 이상의 경우에는, 아예 치료가 불가능해 많은 어려움이 따른다.

고령화 사회에 진입한 현대사회에서 단연 공포질환으로 다가오는 것은 뇌신경 질환이다. 치매 외에도 뇌졸중, 파킨슨병 등이 있는데 모두가 뇌 건강관리가 절대 필요하다. 그러나 뇌에 치명적인 질환이지만, 미리미리 관리와 대처만 잘 해준다면 뇌 건강을 꾸준하게 유지해 나갈 수 있다. 그래서 무엇보다도 초기 관리가 매우 중요하고, 치매는 가족질환이기 때문에 비단 환자뿐만 아니라, 가족도 옆에서 함께 고통스러워할 수 밖에 없다.

5. 치매 발병을 상승시키는 위험인자는?

치매는 다양한 원인 질환에 의해 인지기능 저하를 보이는 일종의 증후군이다. 따라서 원인 질환에 따라 위험인자가 다를 수 있지만, 치매의 원인 중 대부분을 차지하는 알츠하이머형 치매와 혈관성 치매는 인구사회학적 요인이나 혈관성 등에서 상당수 위험인자를 공유하고 있는 것으로 알려져 있다.

치매를 발생하는 상승 요인 또는 발병하게 하는 위험인자(어떤 질환의 발생 확률을 직접적·간접적으로 상승시키는 신체적 또는 생활 습관적 요인 등)는 여러 가지가 작용할 수 있으나, 몇가지 중요한 위험인자는 노화, 가족력, 여성, 환경요인, 두부외상, 교육수준, 성인병, 우울증 등을 들 수 있다.

1) 노화

노화는 치매를 발병하게 하는 가장 중요한 위험인자이다. 그래서 나이가 들수록 치매의 발병 위험은 높아진다. 대부분의 치매 발병은 65세 이상의 노인부터 연령이 많아질수록 발병률이 높아지는데, 65세 이후는 5년마다 발병률이 2배 이상 증가하여 알츠하이머병 발생에 가장 큰 위험인자라고 할 수 있다.

2) 가족력

가족력이란 가족이라는 혈연관계에서 나타나는 유전적 또는 체질적 질환으로, 부모가 치매에 걸린 경우 가족력으로 자녀에게도 영향을 준다. 부모가 모두 알츠하이머병에 걸린 경우 그 자손이 80세까지 알츠하이머병에 걸릴 위험도는 54%, 부모 중 한쪽이 환자일 때보다 1.5배, 부모가 정상일 때보다 5배 가량 위험도가 더 증가하는 것으로 나타난다.

3) 여성

치매는 일반적으로 남성보다는 여성에게 더 많이 나타나며, 특히 알츠하이머병의 경우는 여성이 13% 정도 발병 위험이 높다고 알려져 있다.

4) 환경요인

치매는 알코올과 흡연 등의 독성 유해물질의 섭취로 인해 치매에 걸릴 확률이 높아지게 된다. 그리고 혈관성 치매는 소금, 지방 등에 의해서도 나쁜 영향을 받는다.

5) 두부외상

치매는 뇌에 손상이 생기는 외부 원인에 의해서도 발병한다. 더구나 의식을 잃을 정도로 머리를 심하게 다치거나, 경미하지만 여러 차례 반복해서 뇌에 손상을 입는 경우는 치매 발병률이 높아진다.

6) 교육수준

치매환자는 고학력자보다는 저학력자가 많이 걸리는 것으로 나타난다. 결국 뇌를 많이 쓰는 사람일 수록 치매 예방에 도움이 된다는 것이다.

7) 성인병

치매는 고혈압, 당뇨병, 비만, 이상 지혈증, 심장병 등의 합병증으로 발생할 수 있다.

8) 우울증

우울증이 심해지면 뇌에서 도파민이라는 집중력을 관장하는 호르몬 분비가 적게 분출됨으로써, 기억력 장애가 생겨 치매의 발병률을 높일 수 있다.

【참고 1-4】요인별 치매 위험정도의 비교

구분	배수	내용
음주	2.6배	· 과음은 직접적으로 뇌를 손상시키고, 당뇨나 고혈압을 일으켜 간접적으로도 치매 위험성을 높인다. · 적절한 음주는 하루에 1~2잔이다.
흡 연	1.6배	· 흡연은 자신과 타인의 혈관을 손상시켜, 신체 질환과 치매의 위험성을 높인다. · 누구든 하루라도 빨리 금연해야 한다.
뇌손상	2.1배	· 중증 뇌손상뿐 아니라, 가벼운 뇌손상도 치매 위험성을 높인다. · 머리를 다치지 않도록 조심하고, 지지대나 보호장구를 사용한다.
우울증	1.7배	· 만성 우울증은 치매 위험성을 높인다. · 치매 초기 증상으로 나타나기도 한다. · 우울증이 의심되면 의사와 상담한다. · 우울증이 재발 안되도록 관리를 잘한다.
고혈압	1.6배	· 고혈압은 혈관 노화를 빨리 일으키고 치매 위험을 높인다. · 정기적 혈압 측정으로 예방·관리한다.
당뇨병	1.6배	· 고혈당은 뇌세포를 파괴하여 치매 발생 위험을 높인다. · 정상 혈당(공복 100mg/dl, 식후 2시간 이내 140mg/dl)이 유지되도록 관리한다.
비 만	1.6배	· 비만이나 과체중은 치매 발생 위험을 높인다. · 적절한 체중 조절로 뇌를 지킨다.
운동부족	1.7배	· 운동 부족은 혈관 손상, 염증 반응을 높여 뇌 손상을 끼친다. · 1주일에 3회 이상 규칙적인 운동으로 치매 위험성을 줄인다.

【참고 1-5】치매와 유전의 연관성(전문가 조언)

치매의 원인 질환 중 70% 가까이를 차지하는 알츠하이머병 중 대부분을 차지하는 후발성 치매(LOAD)는 멘델법칙에 따라 유전되지는 않지만, 형제 자매에서 치매가 있으면 치매로 이환될 확률이 2배 정도 높은 것으로 파악되고 있다.

※ 멘델법칙 : 멘델이 완두콩을 이용하여 7가지 형질에 대한 잡종실험에서 발견한 유전법칙

현재까지 알려진 유일한 유전적 위험인자는 ApoE 유전자 타입으로 ApoEε2는 ApoEε3, ApoEε4 세 가지 동형질체를 가지는 지질결합단백질로, ApoEε4 type을 가진 사람은 그 외 경우에 비하여 heterozygote는 2~3배, heterozygote는 5배 이상 치매 발병률이 높은 것으로 알려져 있다.

가족성 알츠하이머병의 경우에는 1번(presenilin-2 유전자 돌연변이), 14번(presenilin-1 유전자 돌연변이), 21번(아밀로이드전구 단백 유전자 돌연변이) 염색체 이상이 있는 경우 발병 위험률이 높아진다고 알려져 있다. 이 같은 유전자 이상으로 발견되면, 자손들에서 100% 알츠하이머병에 걸리게 될 것을 예상할 수 있다.

이 경우 산발형과는 달리 65세 이전에 알츠하이머병이 발병하기도 한다. 만약 직계 가족이 두 세대에 걸쳐 65세 이전에 알츠하이머병을 앓았다면(조발형) 이환될 확률은 20~25%까지 높아진다. 하지만 젊은 나이에 발병하는 조발형 가족성 알츠하이머병 외에, 65세 이후에 발병하는 산발형 알츠하이머병의 경우 유전에 의해 발병한다는 직접적인 증거는 없다.

6. 치매와 유사한 질환과는 어떤 차이가 있나?

치매를 의심해볼 만한 징후들은 여러 가지가 있다. 그런데 증상이 유사한 다른 질환들 때문에 치매의 발견 기회를 놓치는 경우가 많다. 치매를 잘 몰라 증상의 원인을 다른 질환에서 찾게 되는 양상이 그렇다. 치매와 헷갈리기 쉬운 유사한 잘환과의 차이점을 알아두면, 치매의 조기 발견에 큰 도움이 될 수 있다. 그래서 유사 질환이라고 할 수 있는 건망증, 노인 우울증, 노망, 망령, 노인 강박신경증 등과의 차이를 구별할 수 있어야 한다.

1) 건망증(健忘症)

건망증이란 어떤 사건이나 사실을 기억하는 속도가 느려지거나 일시적으로 기억하지 못하는 기억 장애의 한 증상이다. 이는 뇌세포가 파괴되지 않는 단순한 기억장애다. 치매환자는 자신에게 일어난 일 전체를 잊어버리지만, 건망증 환자는 약속 장소·시간 같은 간단한 정보를 주로 잊어버린다. 또한 치매로 인한 기억장애는 한번 기억이 안 나면 거의 기억이 나지 않지만, 건망증은 기억이 안 났다가도 일정한 시간이 지나면 기억이 나는 차이가 있다. 그 원인은 뇌신경의 퇴화라는 것 외에도 복합적인 심리적·정서적인 요인들이 작용하기 때문이다.

<표 1-6> 치매와 건망증과의 차이

치 매	건망증
뇌의 질병이나 손상	생리적인 뇌의 현상
경험한 사건 전체나 중요한 일도 잊는다.	경험의 일부 중 사소하고 덜 중요한 일을 잊는다.
힌트를 주거나 나중에 생각 해도 거의 기억하지 못한다.	한트를 주거나 시간이 지나 곰곰이 생각하면 기억이 난다.
기억 장애가 점차 심해지면 판단력도 저하된다.	잊어버리는 것이 많아져도 진행되지 않는다.
잊어버린 사실 자체를 모른다.	잊어버린 사실을 스스로 안다.
일상생활에 지장을 받는다.	일상생활에 지장이 없다.

2) 노인 우울증

노인 우울증은 기억력과 집중력 저하 같은 초기 인지장애 증상이 치매와 흡사해 '가성치매'라고 불린다. 치매처럼 보이지만 치매가 아니라는 뜻이다. 치매가 뇌세포 손상 때문에 생기는 병이라면, 노인 우울증은 갑작스러운 사건·사고로 인한 스트레스가 주된 원인이다. 치매라고 생각하고 병원에 오는 노인 10명 중 4명이 가성치매라고 하듯, 치매와 노인우울증 구분은 그리 쉽지가 않다.

이는 65세 이상 인구의 10명 중 1명이 걸릴 수 있으며, 노년기의 정신건강과 관련된 가장 흔한 장애다. 이 증상은 기분이 깊게 가라앉거나 절망감·우울감 등 마음의 고통이 나타나, 치매와 유사한 행동을 나타낼 때도 있다. 노인 우울증은 크게 세 가지 이유로 나타난다.

첫째, 뇌의 노화로 뇌에 포함된 화학물질(신경전달물질) 일부에 양적 변화나 부조화가 나타나 분비되는 호르몬이 우울 상태를 일으키기 쉽다.

둘째, 노화에 따라 성격이 변하고 스트레스에 대응하는 힘이 약해져 우울증이 일어나기 쉽다.

셋째, 노인의 경우에 사회적 상실감이 복합적으로 겹쳐서, 그 타격이 커서 대처할 수 없을 때에 우울증을 일으키게 된다.

〈표 1-7〉 치매와 노인우울증과의 차이

구분	치매	노인우울증
발병 추정 시기	불분명	비교적 정확
진행 과정	인지기능 저하→우울증	우울증→인지기능 저하
인지 기능	일정하게 떨어짐	개선·악화의 변동 폭이 큼
환자 경향	증상 축소·부인	증상 과장

3) 노망(老妄)

노망은 늙어서도 철이 들지 않아 아이들처럼 어리석은 행동을 하며, 주변 사람들에게 피해를 입히는 행동을 말한다. 또한 노망은 노인이면 뇌세포가 죽으면서 겪게 되는 노화현상이다. 노망은 신체 노화에 따른 자연스러운 현상인 반면에, 치매는 의학적 관찰로 진단되는 특정 원인을 가지는 치료의 대상인 점에서 차이가 있다.

4) 망령(妄靈)

망령은 죽은 사람의 영혼이라는 뜻으로, 인간이나 동물의 시체로부터 떨어져 나온 혼을 가리키는 말이기도 하다. 즉 정신력이 쇠약해지면서 언행이 보통 상태를 벗어나는 현상을 말한다. 노망보다 상태가 심한 경우로 부정적 의미가 더 강하다. 망령은 신체 노화에 따른 자연스런 현상인 반면에, 치매는 의학적 관찰로 진단되는 특정 원인을 가지는 치료 대상이란 점에서 그 차이가 있다.

5) 노인 강박신경증

노인 강박신경증은 의지의 간섭을 벗어나서 특정한 생각이나 행동을 반복하는 상태를 말한다. 노인 강박증은 잠시 나타나는 증상인데 반해서, 치매는 지속적으로 증상이 나타나는 차이가 있다.

Tip1. 치매에 대한 오해와 바른 인식

① Q.노인이 되면 누구나 치매에 걸린다?

A. 모든 노인이 치매에 걸리지는 않는다.

② Q. 치매는 노인에게만 걸린다?

A. 나이 들어 발생이 증가하지만, 노인에게만 생기는 것이 아니다.

③ Q. 치매와 알츠하이머병은 같은 말이다?

A. 알츠하이머병은 치매의 대부분을 차지하는 중요한 원인이지만, 그 밖에도 다양한 원인이 치매를 불러 일으킨다.

④ Q. 치매환자는 위험하다?

A. 거의 모든 치매환자들이 이상 행동을 보이거나, 일부는 쉽게 흥분하고 공격적 언사를 하기도 한다. 하지만 모든 치매 환자가 위험한 것은 아니다.

⑤ Q. 치매 환자는 아무 것도 모른다?

A. 아무리 진행된 치매 환자라 할지라도, 모든 기억과 감정을 잃어버린 환자는 드물다. 초기에는 기본적인 일상생활에 무리는 없고 말기일 경우라도 기본적인 감정은 유지된다.

⑥ Q. 간단한 검사로 치매를 진단할 수 있다?

A. 현재 치매 여부는 의사의 임상적 판단이 가장 중요하다. 어떤 하나의 검사로 치매를 진단하지는 않는다.

⑦ Q. 치매는 불치병이다?

A. 치매의 10~20%는 회복이 가능하다. 나머지도 조기 발견과 체계적인 관리로 증상의 완화는 기대할 수 있다.

⑧ Q. 치매 환자는 시설로 가야 한다?

A. 모든 치매 환자가 시설에 입소하거나 입원할 필요는 없다. 가족의 손길로 돌보는 것이 바람직하다. 입소 결정은 환자의 안전, 정신 행동 증상의 정도, 경제적 여건 등을 고려해야 한다.

⑨ Q. 건망증은 치매의 초기 증상이다?

A. 건망증이 모두 치매의 초기 증상은 아니다. 오히려 잊는다는 것은 자연스러운 현상이가도 하다. 단순한 일반적인 건망증은 치매의 시작이 아니므로 상호 구별되어야 한다,

⑩ Q. 치매에 예방약과 주사가 있다?

A. 아직 공인된 예방약은 없다. 비타민 B, C, E 등이 치매를 예방하는지에 대해 분명히 밝혀진 것도 없다.

제2장

치매의 진행과정
및 고통 인식하기

1. 치매의 단계별 진행과정은 어떻게 되나?

2. 치매가 주는 고통과 국가 경제적 부담은?

3. 치매 조기 발견과 지속 치료가 왜 중요한가?

Tip2...내가 또는 내 어머니가 치매라면 어떻게?

1. 치매의 단계별 진행과정은 어떻게 되나?

흔히 치매 진단을 받으면 얼마되지 않아 상태가 급격히 악화되고, 수 개월 만에 일상생활이 불가능한 지경에 이른다고 생각한다. 하지만 실제로 이러한 상황이 벌어질 가능성은 거의 없다. 치매는 매우 서서히 진행되기 때문이다. 치매의 원인 중 가장 많은 알츠하이머병의 증상에 대해서 뉴욕의대의 실버스타인 노화와 치매연구센터의 베리 라이스버그(Barry Reisberg) 박사는 알츠하이머병의 진행단계에 따라 증상을 7단계로 구분하였다.

1) 1단계 : 정상

1단계는 대상자가 기억장애나 특별한 증상이 발견되지 않은 정상적인 상태를 말한다.

2) 2단계 : 매우 경미한 인지장애

2단계는 정상적인 노화과정으로 알츠하이머병의 최초 증상이 나타나는 경미한 인지장애 시기이다. 정상보다 기억력이 떨어지고 뚜렷한 증상은 발견되지 않기 때문에, 주변 사람들도 대상자의 이상을 별로 느끼지 못한다.

3) 3단계 : 경미한 인지장애

3단계는 정상 단계에 비해 경미한 인지장애가 뚜렷하게 나타나기 때문에, 주변 사람들이 대상자의 치매초기를 눈치 채기 시작한다. 기억력의 감소가 시작되어 전에 했던 일이 기억이 잘 나지 않으며, 단어가 금방 떠오르지 않아 말이 자연스럽지 못하고 물건을 엉뚱한 곳에 두거나 잃어버리기도 한다.

4) 4단계 : 중등도의 인지장애

4단계는 중등도의 인지장애가 발견되는 단계로, 경도 또는 초기의 알츠하이머병이 진행되는 단계다. 최근 사건의 기억을 잃어버리는 일이 자주 발생한다. 그리고 수의 계산이나 돈 계산 능력의 저하가 나타난다.

5) 5단계 : 초기 중증의 인지장애

5단계는 초기 중증의 인지장애가 발견되는 단계로, 중기의 알츠하이머병이 진행되는 단계다. 기억력과 사고력 저하가 분명하고 일상생활에서 다른 사람의 도움이 필요해진다. 자신의 집 주소나 전화번호를 기억하기 어려워하며 길을 잃거나 날짜, 요일을 헷갈려한다. 그러나 화장실 사용에는 아직 도움을 필요로 하지 않는다.

6) 6단계 : 중증의 인지장애

6단계는 중증의 인지장애 단계로 중기의 알츠하이머병 단계이다. 기억력은 더 나빠지고 성격 변화가 일어나며, 일상생활에서 많은 도움이 필요하게 된다. 최근 자신에게 일어났던 일을 인지하지 못하고, 주요한 자신의 과거사를 기억하는데 어려움을 겪는다. 대소변이나 옷 입기를 제대로 못해 타인의 도움을 받아야 하고, 할 일 없이 배회하거나 집을 나가 길을 잃어버리는 경향이 있다.

7) 7단계 : 후기 중증의 인지장애

7단계는 후기 중증 인지장애 또는 말기 치매 단계로서, 정신이나 신체가 자신의 통제를 벗어나게 된다. 식사나 화장실 사용 등 개인 일상생활에서 타인의 상당한 도움을 필요로 하며, 누워서 생활하는 시간이 많아지게 된다.

〈그림 2-1〉 노인성 치매의 정도별로 본 건강생활

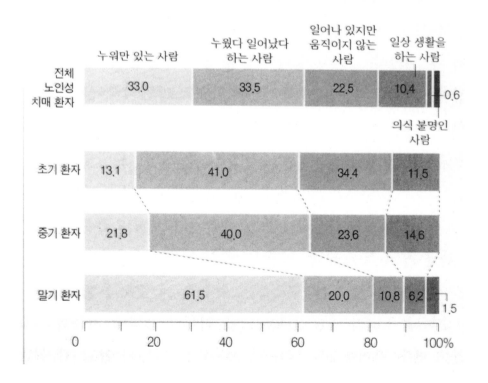

2. 치매가 주는 고통과 국가 경제적 부담은?

우리나라가 고령사회로 진입하면서 노령 인구가 폭발적으로 증가했고, 그에 따라 치매에 대한 사회적 관심도 함께 높아졌다. 치매를 앓는 환자 개인은 물론, 보호자와 가족들이 겪는 정신적인 고통도 상당할 뿐 아니라 경제적인 부담도 적지 않다.

이에 정부에서는 치매국가책임제를 시행하여, 치매 의료비와 요양비 부담 등을 통해 치매환자 및 가족의 고통을 덜어주고 있다. 하지만 이로 인한 국가적 재정 부담은 커갈 수 밖에 없다. 여기서는 치매환자 본인의 고통과 더불어 가족의 고통, 국가 경제적인 부담 등으로 구분해서 생각해본다.

1) 치매환자 본인의 고통

치매는 뇌의 만성 또는 진행성 질환에서 생기므로, 치매에 걸리면 시간이 지날수록 증상이 심해진다. 초기에는 가벼운 기억에 관련된 장애가 나타나지만, 기억이 저장되지 않을뿐더러 과거의 기억도 잃어버리게 된다. 이러한 치매가 진행될수록 인지장애 등이 점차 동반됨으로써, 판단능력이 떨어지고 언어 장애로 인하여 일반적인 사회활동 또는 대인관계에 많은 어려움을 겪게 된다.

더구나 치매가 심해지면 행동에 대한 통제가 곤란해 일상생활이 어려워지며, 더

심하면 대소변의 분변(음식물을 소화하여 항문으로 내보내는 찌꺼기)이 어려울 지경이 된다. 더욱이 자신에게 위해를 가하거나, 간병인이나 보호자에 대하여 폭력적이고 공격적인 행동을 보이기도 한다. 말기에 이르면 일상생활하기가 무척 힘들어 누워서 남의 도움을 받아야 하며, 결국은 사망에 이르게 된다.

2) 가족의 고통

치매는 일반적인 병과는 달리 평균 5~8년 정도 치매가 진행되고, 신체적인 기능들이 아주 떨어져 생존 자체를 어렵게 만든다. 치매에 걸리면 본인 스스로 세상을 살아갈 수 있는 능력이 부족하기 때문에 누군가는 부양을 해야만 한다. 부모나 배우자가 치매에 걸리면, 그 가족은 길게는 10년 정도 치매환자를 돌봐줘야 한다.

이로 인해 환자 본인과 가족들의 고통은 이루 말할 수 없이 힘들어진다. 만성퇴행성 질환인 치매는 다양한 정신기능 장애로 환자의 정서적 활동뿐만 아니라, 일상의 가벼운 생활(식사하기, 대소변 보기, 목욕하기, 옷 갈아입기, 화장하기 등) 장애까지 초래하게 된다.

이처럼 치매환자는 극심한 정신적 장애와 신체적인 장애까지 겹쳐서 다루기가 어렵고, 사물을 이성적으로 판단하지 못하거나 스스로 생활하기가 곤란하기 때문에 간호와 부양에 어려움이 크다. 따라서 가족에 의한 치매환자의 부양은, 어린아이를 보는 것보다 더욱 힘들어 육체적으로도 매우 고단하다.

더 큰 문제는 병원 비용과 수발 및 간호에 들어가는 관리 비용의 증가로 경제적인 어려움이 크다. 매달 들어가는 병원비와 간호에 들어가는 과다한 비용 문제는 당장 가족에게 큰 부담을 줄 수 밖에 없다. 경제적인 부담의 증가로 인해 치매환자를 부양하려는 가족은 점차 줄고 있는 추세이다.

치매는 장기적인 치료를 필요로 하는 질환이기 때문에, 가족 중 누가 치매환자가 있으면 경제적으로나 심리적으로 많은 부담을 안게 되는 결과를 초래한다. 심지어 가족의 기능마저 상실해져 와해되는 경우가 많다. 이러한 어려움으로 인해 가정에서 맡았던 치매환자 부양이 점차 공공부문으로 이전되는 추세로 변하고 있다.

3) 국가 경제적인 부담 증가

우리 사회의 산업화와 도시화 등 구조적인 환경 변화로 핵가족화, 여성의 사회참여 확대, 가족의 전통적 부양의식 변화, 노인 단독가구의 증가, 경제적 어려움 등에 의해 가족의 부양 기능이 약화되고 있는 실정이다. 이러한 가운데 치매노인을 위한 부양 부담을 더 이상 가족에게만 맡길 수 없는 상황에 이르러, 국가가 나서서 치매 예방과 치매환자 관리에 나서게 된 것이다.

이에 대한 문제로, 치매환자의 진료와 치매환자 관리에 국가가 지출하는 비용은, 치매 인구의 증가로 인하여 더욱 늘어나고 있는 실정이다. 우리나라 국가 예산 중에서 치매관리 사업에 사용된 예산은 2008년부터 2012년까지 300억원대를 유지하였다. 그러나 2013년에는 광역치매센터를 설립하고, 2014년에는 노인 장기요양보험에서'치매특별등급'도입 등의 추진으로 785억원의 예산이 지출됨으로써, 예전에 비해 2.5 배나 증가세를 보였다.

보건복지부가 발표한 치매관리 및 치매 치료에 들어가는 비용에 관한 추이는 아래 〈표 2-1〉과 같다.

〈표 2-1〉 치매관리 비용 추이

구분	2020년	2030년	2040년	2050년
치매환자수(만명)	83.8	136.7	217	302.7
치매관리 비용(조원)	17.9	32.3	56.8	87.2

※ 자료 제공 : 보건복지부/중앙치매센터(2018년)

위의 표에서처럼 치매 치료에 들어가는 관리 비용은 계속 증가하고 있으나, 문제는 치매환자들에게 모두 만족할만 하지 않다는 것이다. 왜냐하면 치매는 노령인구의 증가에 따라 치매환자의 수가 급격히 증가할 것으로 예상되지만, 치매환자들을 위한 각종 서비스와 가족들의 부양 부담을 덜어주는 사회적 수단은 아직도 부족한 상태이기 때문이다.

앞으로 점차 증가하는 치매환자와 그의 가족들을 위해서 가정과 지역사회 내에서 적절한 진단과 예방, 치료, 재활을 위한 서비스를 다양하게 이용할 수 있도록 하여야 한다. 이는 국가 주도의 재가서비스, 치매전문 요양시설 등의 보호 서비스 확충과 치매환자 부양가족을 위한 복지서비스를 체계적으로 도입해야 하는 정책개발의 필요성이 절실히 요구되고 있기도 하다.

3. 치매 조기 발견과 지속 치료가 왜 중요한가?

치매에 있어서 조기 발견과 조기 치료의 중요성은 아무리 강조하여도 지나치지 않는다. 특히 치매 초기에는 바로 가까이에서 생활하고 있는 가족들조차도 잘 인식하지 못하고 지나치기가 쉬우므로 더욱 그러한 것이다. 이와 관련 치매 조기 발견의 중요성과 방법들을 논해 본다.

1) 치매 조기 발견의 중요성

다양한 치매의 원인 중 뇌종양, 심각한 우울증, 갑상선 질환, 약물 부작용, 영양 문제 등은 일찍 발견할 경우 좋아질 수 있다. 그리고 이중 5~10% 정도는 완치될 수도 있다. 또한 치매의 상당 부분을 차지하는 혈관성 치매는 고혈압이나 당뇨, 심장 질환 등 혈관성 위험인자의 관리와 적절한 치료제의 사용으로 악화를 방지할 수가 있다.

치매의 가장 흔한 알츠하이머병도 조기에 발견하여 치료하면, 인지 기능의 저하를 늦출 수 있는 것으로 알려져 있다. 따라서 치매는 조기 발견과 조기 치료가 중요하며, 이미 치매가 진행된 분이라 할지라도, 적절한 평가와 치료를 통해 상당히 호전될 수 있다. 조기 발견의 중요성은 다음과 같이 정리해볼 수 있다.

가. 치료 효과의 극대화

치료를 일찍 시작할수록 많은 효과를 볼 수 있다. 치매의 진행을 늦출 수 있는 약물치료는 빨리 시작할수록 효과가 더욱 좋다. 초기에 약물을 사용하면 건강한 환자의 모습을 가능한 한 오래 유지할 수 있다.

나. 환자의 수명 연장

치매를 조기에 발견할 경우, 체계적인 치료와 관리로 환자의 수명을 연장시킬 수 있다. 고혈압, 당뇨 등 치매를 약화시키거나 이차적 치매를 유발할 수 있는 위험인자를 체계적으로 관리하면 환자의 수명을 유의미하게 증가시킬 수 있다.

다. 장기적인 대처 가능

병의 약화로 인한 다양한 문제에 미리 대처할 수 있다. 환자의 판단력이 상실되기 전에 치매를 조기 발견하면 유산 상속과 같은 경제적 혹은 법적인 문제에도 미리 대처할 수가 있다.

2) 조기 발견을 위한 방법

가. 치매를 의심한다.

조기 발견을 위해서는 무엇보다 치매를 의심하는 것이 중요하다. 기억력이 현저하게 저하된 경우 그냥 '나이가 들어서'라고 생각하지 말아야 한다. 치매 자가테스트를 받아보고 과거에 비해 현저한 저하가 있다면 치매 전문의사의 상담을 받아보아야 한다.

나. 조기검진을 받아 본다.

치매가 의심된다면 인근 보건소나 거주지 내의 치매 전문클리닉을 방문해서 전문가의 진단을 받아보는 것이 좋다. 치매는 장기간 치료가 필요한 만성질환이므로 지속적인 치료를 받을 수 있도록 하여야 한다.

〈그림 2-2〉 치매 조기발견과 지속 치료의 단계별 진행도

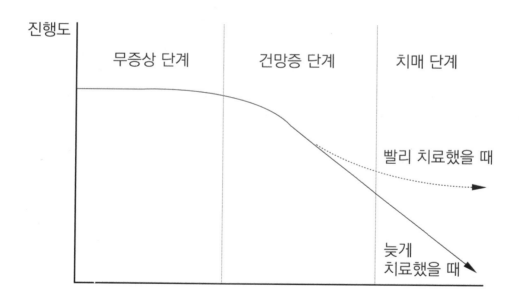

3) 치매 조기 발견 및 치료 시 장점

치매를 조기 발견하여 조기 치료를 시작할 경우, 치매환자의 가족은 향후 8년 간 약 7,800시간의 여가 시간을 더 누릴 수 있고, 6,400만원을 더 저축할 수 있다. 또한 치매 초기 단계부터 약물치료 시 5년 후 요양시설 입소율은 55% 감소한다고 한다. 결국 치매의 최고 예방과 치료법은 조기 검진을 통한 조기 발견이다.

1. 돌봄 비용

치매환자의 방치군은, 치매 발병 3년 후 치료군에 비해 돌봄 비용으로 월 55만원을, 8년 후는 월 96만원을 더 부담하게 된다.

　　가. 3년 후 : 치료군(133만원) → 방치군(188만원)
　　나. 8년 후 : 치료군(147만원) → 방치군(243만원)

2. 돌봄 시간

치매환자의 방치군은, 치매 발병 3년 후 치료군에 비해 돌봄 시간으로 매일 2시간이, 8년 후에는 매일 4시간을 더 소요하게 된다.

　　가. 3년 후 : 치료군(3.4시간) → 방치군(5.8시간)
　　나. 8년 후 : 치료군(4.0시간) → 방치군(8.2시간)

Tip2. 내가 또는 내 어머니가 치매라면 어떻게?

▶ 내가 치매라면 어떡하지?.....받아들임이 아주 중요하다!

전문가들이 말하는 치매치료는 치매를 받아들이는 것부터 출발하고, 무엇보다 꾸준함이 중요하다고 말한다. 하지만 많은 치매환자들이 약을 처방 받아도, 조금만 상태가 좋아진 것 같으면 약을 끊곤 한다. 스스로 치매임을 인정하고 싶지 않은 마음 때문이다. 그러다가 증세가 심해지면 정신적인 고통은 이전보다 훨씬 커진다. 치매 환자 가족에게도 자신의 치매를 인정하고 받아들이는 과정은 반드시 필요하다. 치매환자에게 가장 필요한 것은 가족들의 이해이기 때문이다. 치매를 부정하거나 회피하려는 마음가짐으로는, 가족의 치매 증세를 결코 이해할 수 없다. 치매 진단을 받은 시점부터 사망에 이르기까지 걸리는 시간은 10여년 정도이다. 치매에 대한 실체없는 두려움과 스트레스로, 스스로 지옥을 만드는 경우도 허다하다. 치매를 받아들이는데 실패했거나, 그러기 위한 노력조차 하지 않았기 때문이다. 치매를 받아들이는 일과 그 과정을 얼마나 단축시키는지 여부가, 치매 진단 이후의 환자 본인과 가족의 삶을 결정짓기도 한다.

▶ 내 어머니가 치매라면?....치매를 모르면 모실 수 없다!

내 어머니를 비롯해 가족이 치매에 걸리면 어떻게 해야 할까? 전문가들은 치매를 모르면 모실 수 없다고 입을 모은다. 도덕적인 의무감 때문에 준비없이 치매환자를 돌봤다가는, 환자와 가족 모두가 오히려 더 안 좋은 상황으로 치달을 수 있는

까닭이다. 무엇보다 가족에게는 이해와 인내가 절실히 필요하다. 치매환자를 돌보는 가족은 나눠서 지면 가볍고 혼자서 부담을 떠안으면 지옥처럼 느껴질 만큼 매우 고달프고 힘든 상황이 오래까지 가게 된다.

제3장

치매 종류별 원인 및 특성 식별하기

1. 가장 비중이 큰 알츠하이머형 치매의 특성은?

2. 다발성 뇌경색인 혈관성 치매의 속성은?

3. 상이한 질병에 의한 다른 치매 간의 차이는?

1. 가장 비중이 큰
알츠하이머형 치매의 특성은?

치매는 뇌의 기질적인 병변이 원인인데, 그 병변은 하나가 아니라 여러 가지 원인에 의해 발병된다. 치매의 원인이 되는 질환으로는 내과, 신경과, 정신과 질환 등 여러 종류로 매우 다양한 것으로 알려져 있다. 그 중 가장 많은 원인은 알츠하이머형 치매로 전체 치매 중 대부분을 차지하며, 노인성 치매라고 부르기도 한다. 알츠하이머형 치매는 1907년 알로이스 알츠하이머가 질환의 뇌 병리 소견을 처음으로 학계에 보고하면서, 그의 이름을 따서 알츠하이머 질환(AD :Alzheimer's Disease)이라고 명명하였다.

이는 흔히 나이가 들면서 서서히 인지기능과 일상생활 능력을 저하시킨 후, 죽음에 이르게 하는 대표적인 퇴행성 신경정신계 질환이다. 정신과 의사인 알츠하이머는 수년간 진행성 치매로 사망한 여자의 뇌를 해부해본 결과, 육안으로 봐도 나이에 비해 뇌가 눈에 띄게 수축되어 있었다. 조직검사를 해보니 뇌신경 섬유가 엉켜진 것과 반점을 발견하였다.

그 이후 알츠하이머는 인지기능의 저하가 뚜렷한 환자들을 부검해서 뇌 조직을 볼 때마다 이와 유사한 소견을 발견할 수 있었다.

알츠하이머형 치매에 걸린 사람들에 의하면, 지적 능력을 유지하는 뇌 신경세포들이 많이 없어지고, 뇌신경세포 사이에서 신호들을 전달하는 어떤 특성 화학물질의 양이 떨어져 있다는 것을 발견하였다. 뇌에 아밀로이드 베타라는 특수한 단백질이 축적됨으로써, 신경세포가 변성·사멸하고 뇌가 위축되는 것이 아닐까 생각하고 있다. 아밀로이드 베타 축적으로 인한 뇌의 위축은 단기 기억을 담당하는 해마 주위에서 시작되며, 이로 인해 기억 장애가 주로 일어나게 된다. 그리고 알츠하이머병은 치매가 매우 서서히 발병하여 점진적으로 진행되는 경과가 특징적이다.

알츠하이머형 치매는 주로 65세 이후에 많이 나타나지만, 드물게 40~50대에서도 발생한다. 발병 연령에 따라 65세 미만에서 발병한 경우를 조발성(초로기) 알츠하이머병, 65세 이상에서 발병한 경우는 만발성(노년기) 알츠하이머병으로 구분한다. 알츠하이머형 질환의 증상은 아주 가벼운 건망증이 나타나며, 초기에는 두통, 현기증, 우울증 등 정신 증상으로 시작된 경우가 많다.

증상이 점차 진행되면 고도의 기억력이 감퇴되거나, 공간과 시간의 지남력 상실, 언어 구사력 및 이해력, 읽고 쓰기 능력 등의 장애가 오게 된다. 이 시기를 지나면 경련 발작이나 보행 장애가 나타난다. 그 이후에는 불안해하기도 하고 매우 공격적이 될 수도 있으며, 집을 나와서 길을 잃어버리고 거리를 방황할 수도 있다.

【참고 3-1】 알츠하이머병과 비알츠하이머병의 비교

□ 알츠하이머병

• 한참 기다리거나 힌트를 주어도 대체로 기억하지 못한다.

• 최근 시간이나 대화 내용의 일부 또는 전체를 기억 못한다.

• 옛날 기억이나 익숙한 활동은 병이 한참 진행할 때까지 큰 이상이 없다

• 초기 증상이 건망증이며, 수 년에 걸쳐 다른 증상들이 서서히 나타나고 악화된다.

〔진행단계〕최근 기억력 일부 저하 → 날짜, 시간 개념 손상 → 장소 개념 손상 및 활동

저하 → 계산 능력 저하 → 최근 기억력의 전반적 저하 및 판단력 저하, 성격 변화 등

→(수 년 후에는) 갓난 아기 상태로 변함

□ 비알츠하이머병

• 우울증 또는 신체 질환으로 오인될 수 있다.

• 기억력 저하의 양상이 알츠하이머병과 다르다.

• 병이 한참 진행하면 단기기억력 저하가 뚜렷하게 드러난다.

• 루이체병, 피크병, 뇌졸중, 알코올 중독, 영양 결핍, 뇌염, 외상 등 수 십개 질환이다.

• 기억력 문제보다는 의욕 저하, 손떨림, 거동 불편, 환시 등이 우선적으로 보일 수
있다.

• 기억력 저하에 비해 가전제품 사용이나 계산, 운전 등 익숙한 활동에서 실수가
나타난다.

2. 다발성 뇌경색인 혈관성 치매의 속성은?

혈관성 치매는 1672년 토마스 윌리스에 의해 뇌졸중 후에 치매 증세가 처음 보고된 후, 17세기 말경부터 혈관성 치매의 용어가 사용되기 시작하였다. 혈관성 치매는 치매 중에서 두 번째로 많은데, 다른 퇴행성 질환과 달리 고혈압과 뇌동맥 경화증, 당뇨병 등에 의한 뇌혈관 장애로부터 이차적으로 뇌세포에 변성을 일으키는 것을 말하며, 다발성 뇌경색이라고도 한다.

혈관성 치매는 원인에 따라 여러 가지로 분류할 수 있다. 뇌에 피를 공급하는 뇌혈관들이 막히고 좁아진 것이 원인이 되거나, 반복되는 뇌졸중(중풍)에 의해서도 나타날 수 있다. 또한 뇌에 흐르는 혈액의 양이 줄거나 막혀서 발생하게 된다. 뇌졸중에 걸린 사람들 중에 1/4이상이 혈관성 치매에 걸리는 것으로 나타나고 있다.

혈관성 치매는 서서히 조금씩 진행되는 알츠하이머병 치매와는 달리 갑자기 치매 현상을 보이거나, 상당 기간에 걸쳐 호전과 악화의 경과를 보인다. 혈관성 치매에 걸리게 되는 경우는, 과거에 뇌졸중의 경력이 있거나 극소적인 신경학적 이상소견을 가지는 것이 보통이다. 혈관성 치매의 초기 증상은 두통, 현기증, 상하지의 무력감, 몸이 저리고 피로하기 쉬우며 집중곤란 등 신경쇠약 증상으로 시작되는 경우가 많다.

점차 신체적으로 팔, 다리 등의 마비가 오거나 언어 장애나 구동 장애 또는 시야장애 등도 흔하게 나타난다. 인격 변화는 비교적 초기에서부터 볼 수 있으며, 원래의 성격이

첨예화되는 수가 많다. 혈관성 치매는 일단 발생하면 완치될 수 없으나, 초기에 자기공명영상장치(MRI)를 통해 발견할 수 있고 적절한 치료를 받으면 더 이상의 악화는 막을 수 있다.

혈관성 치매에서 중요한 사실은 알츠하이머병 등 다른 치매 원인에 비해 예방 가능성이 높다는 점이다. 따라서 혈관성 치매는 기초 질환의 치료와 예방에 의해 그 증상을 막거나 지연시키는 것도 가능하므로, 성인기부터 정기적인 검진으로 적절한 치료를 받는 것이 매우 필요하다. 또한 건강에 좋은 음식을 먹는 습관과 안전한 식생활을 위한 다각적인 노력이 요구된다.

3. 상이한 질병에 의한 다른 치매 간의 차이는?

치매에는 알츠하이머형 치매와 혈관성 치매가 대부분을 차지하고 있으나, 이외에도 루이소체병 치매, 파킨슨병 치매, 피크병 치매, 로이트펠트 야콥병 치매, 헌팅턴병 치매, 알코올성 치매 등이 있다. 이렇게 종류가 다양한 이유는 치매를 유발하는 원인이 수십 가지에 달할 만큼 많기 때문이다.

1) 루이소체병 치매

루이소체병으로 인한 치매는 흔한 질환이지만, 한국에선 잘 알려져 있지 않고 치매 전체에서 소수의 빈도를 차지한다. 증상은 의식 및 인지기능의 심한 기복, 환시, 피해망상과 수면장애(꿈을 꾸다가 소리를 지르거나 꿈의 내용대로 움직이는 증상)이 나타난다. 또한 기억력 장애, 공간 감각 저하, 사물 인식능력 저하 등과 같은 인지장애 증상이 보인다. 그리고 느린 동작, 손 떨림, 몸이 뻣뻣해지는 증상, 보행 및 균형 장애가 동시에 수반되는 등 특이한 질환이다.

이는 루이소체라는 특수한 단백질이 대뇌피질이나 뇌줄기에 축적되어 신경세포가 사멸하면서 발병하는 것이다. 이 유형의 가장 큰 특징은 헛 것이 보이는 환시가 나타난다. 아울러 근육이 뻣뻣해 움직임이 둔해지기도 하고 자주 넘어지는 특징이 있으며, 수면 중에 잠꼬대 증상도 있다. 루이소체병에 걸리면 알츠하이머병 치매나 파킨슨병의 증상이 나타나기 때문에, 적절한 진단을 내리기가 어려운 경우가 많다. 이런 연유로 진단이 내려지기도 한다.

2) 파킨슨병 치매

파킨슨병은 도파민 신경세포의 소실로 인해 발생하는 신경계의 만성 진행성 퇴행성 질환을 말한다. 파킨슨병에 걸리면 뇌 질환의 하나로, 뇌에 있는 도파민을 전달하는 신경세포가 점차 소실되어 치매에 걸리게 된다. 도파민을 전달하는 신경세포가 점차 소실되면 도파민이 부족하게 되어, 신체의 떨림이나 경직, 느린 동작, 자세 불안정 등 운동 신경이 원활하게 작동하지 못하는 장애가 생긴다.

파킨슨병 환자는 60세 이상에서 인구의 약 1%정도로 추정된다. 파킨슨병 환자들 중 30~40% 정도는 말기에 치매 증상이 나타난다. 증상 초기에는 몸과 팔, 다리가 굳고 동작이 둔함을 느끼게 된다. 그리고 가만히 있을 때도 손이 떨리며, 말이 어눌해지고, 보폭이 줄고, 걸음걸이가 늦어지는 등의 현상이 나타나다가 치매로 발전되는 경우가 있다.

이와 달리 알츠하이머병 환자의 일부는 병이 진행되면서 파킨슨병의 증상을 보일 수도 있다. 파킨슨병에 의한 치매는 약물을 복용함으로써 운동장애 기능을 완화하여 줄 수 있지만, 부작용으로 망상, 환각, 일시적인 혼란 상애 또는 비정상적인 움직임이 나타날 수 있다.

3) 피크병 치매

피크병은 체코의 정신의학자 아놀드 피크(Arnold Pick)가 발견해 그이 이름을 따서 지은 것으로 치매의 일종이다. 이 병은 뇌의 앞, 옆 부분이 위축돼 발생된다고 알려져 있으나, 위축의 원인은 아직 명확하게 밝혀지지 않았다. 피크병에 의한 치매는 젊은 층에서도 많이 발견되고, 여성보다는 남성이 많이 발병되는 양상을 보이고 있다. 증상은 뇌의 전두엽이나 측두엽이 손상되어 초기에는 언어상의 장애가 오며, 점차 행동장애, 인격장애 그리고 결국은 기억장애가 나타나는 뇌 질환이다.

4) 크로이트펠트 야콥병 치매

크로이트펠트 야콥병은 신경 및 신경근육계 이상이 빠르게 진행되는 희귀한 퇴행성 질환이다. 이는 프라이온(Prion) 단백질이라 불리는 물질에 의하여 발생하는 것으로 알려져 있다. 프라이온 단백질은 핵산을 포함하지 않은 단백질로 구성한 감염물질이다. 또한 이 병은 가족성, 감염성, 산발성 형태 모두가 프리온 가설로 설명되어지고 있다. 다른 치매는 주로 노인층에 나타나는 반면에, 이 병은 청년층과 장년층에서 나타난다.

증상 초기에는 기억력 장애가 나타나고, 혼돈·우울증·행동 변화·시력 장애·조화 능력의 장애가 나타난다. 이후 의식 장애와 근경련 또는 팔·다리에 허약감, 또는 앞이 잘 안보이는 등의 시각 증상으로 시작해서 매우 빠르게 진행된다. 이 병에 걸리면 대략 10년이 지나야 질병이 발병하는 것처럼 보이나, 일부 사례에서 잠복기가 30년 이상 연장되기도 한다. 결국 나중에는 혼수 상태에 이르게 된다.

5) 헌팅턴병 치매

헌팅턴병은 뇌의 특정 부위의 신경세포들이 선택적으로 파괴되어 가는 진행성 퇴행성 뇌 질환을 말한다. 이는 4번 염색체의 헌팅턴(Huntington)으로 알려진 유전자의 돌연변이에 의해 발병하며 유전되는 질환이다. 헌팅턴병은 근육간 조정 능력의 상실과 인지 능력 저하, 정신적인 문제가 동반되는 질환으로 유전적인 것으로 알려져 있다. 이 병에 걸리면 10~25년 이상의 경과를 걸쳐, 폐렴이나 감염, 낙상으로 인한 손상 등 생명 위협의 합병증이 동반되기도 한다.

또한 사람의 몸과 마음을 침범하여 사람을 힘들게 하고, 초기에는 손, 발, 얼굴, 몸통에 있는 각 부분이 본인의 의지와 관계없이 스스로 움직이며 무의식적으로 몸을 비트는 듯한 비교적 느린 움직임이 나타난다. 병이 진행됨에 따라 인격과 지적 능력이 점차 떨어지고 기억력, 언어능력, 판단력 등도 감소하게 된다. 치매는 이 병의 말기에 나타난다. 노인들에게는 치매의 증상으로 주로 나타나는 것에 비해, 얼굴이나 팔 등이 저절로 움직여지는 무도증 등으로 나타날 수도 있다.

6) 기타 치매(알코올성 등)

가. 알코올성 치매

알코올 중독으로 인해 생기는 치매를 알코올성 치매라고 한다. 즉 술을 지속해서 많이 마시면 비타민 B1의 결핍으로 뇌 손상을 일으키게 된다. 이는 알코올에 포함된 독성 물질에 의한 뇌기능 장애가 일어나며, 약물에 의해서도 혼돈상태가 유발될 수 있고 인지장애나 치매증상도 나타날 수 있다. 증상은 기억력이 손상되고 대인관계 기능이 가장 많이 손상된다. 알코올성 치매는 술을 끊으면 증상이 좋아질 수 있으며, 비타민 B1을 섭취하면 예방에도 도움이 되고 증상을 호전시킬 수 있다.

나. 기타 치매

외부 원인에 의한 뇌손상, 대사성 뇌 질환, 갑상선 직환, 영양결핍증, 우울증, 지속적인 약물 남용, 후천성면역결핍증(HIV) 감염 등으로 치매가 발병할 수도 있다.

제4장

뇌의 구조와 치매와의 관계
이해하기

1. 뇌 구조에 따른 부위별 기능과 역할은?

뇌는 인체 기관 중에서 가장 복잡한 구조로 되어 있으며, 무게는 1,300g 정도 된다. 또한 뇌는 1,000억개의 신경세포로 구성되어 신경세포가 밀집되어 있는 신경 덩어리라고 할 수 있다. 신경세포들은 끊임없이 정보를 교환하여 근육과 심장, 소화기관 같은 모든 기관의 기능을 조절하고 생각, 판단, 운동, 감각 등을 담당하는 매우 중요한 기관이다. 뇌는 우리 몸의 모든 기능을 관장할 뿐 아니라, 사고하기 때문에 뇌가 조금만 손상을 입으면 그로 인해 영향을 받게 된다. 인간의 뇌는 대뇌, 사이뇌, 소뇌, 중간뇌, 다리뇌, 숨뇌로 나뉘며 그 역할은 다음과 같다.

1) 뇌의 구조

가. 대뇌

대뇌는 뇌 중 가장 많은 부분을 차지하며, 좌우 2개의 반구로 구성되어 있다. 또한 표면의 대뇌피질과 내부의 백질로 구성되어 있으며, 신경세포와 신경 교세포라고 하는 세포들이 모여 있다. 이 중에서 신경세포가 주로 신체활동과 정신활동을 담당하는데, 그 신경세포의 몸체는 주로 뇌의 겉껍질 부분에 모여 있다.

그래서 이 부분을 피질이라고 부르고, 약간 회색 기운을 띄고 있어서 회백질이라고도

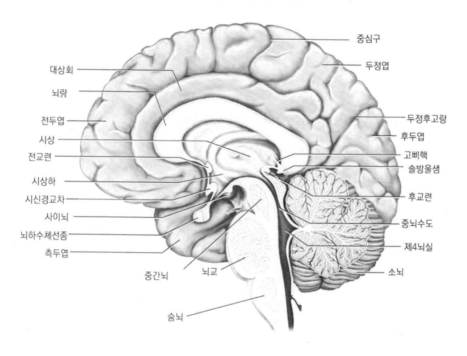

〈그림 4-1〉 뇌의 구조

부른다. 대뇌가 담당하는 것은 감각 기관으로부터 들어온 감각 정보를 분석하고 운동, 감각, 언어, 기억 및 고등정신 기능 뿐 아니라, 생명유지에 필요한 각성, 자율신경계의 조절, 호르몬의 생성, 항상성의 유지 등의 기능을 수행한다.

나. 사이뇌(간뇌)

사이뇌는 대뇌와 중뇌 사이에 위치하는 여러 신경 구조들의 복합체이다. 시상상부, 시상, 시상하부, 시상 밑부로 구성되어 있다. 사이뇌는 감각신호를 뇌에 입력하는 신경세포와 뇌의 다른 부분을 연결시켜주는 감각신호 전달 기관으로 작용하는 역할을 한다. 사이뇌는 구성하는 부위에 따라 기능이 다른데, 시상상부는 변연계와 뇌 다른 부분의 연결 기능을 하고 감정 조절에 관여한다. 시상하부는 자율신경계 중추로서 수분대사, 식욕, 수면, 체온조절 등에 관여하고 호르몬 분비를 조절하는 기능을 한다.

다. 소뇌

소뇌는 머리 뒤쪽에 위치하고, 전체 뇌 용적의 10% 정도를 차지하는 중추신경계의 일부로 대뇌의 뒤쪽 아래 부분에 위치하며 무게는 150g 정도이다. 소뇌는 표면에 있는 자잘한 주름이 많은 것이 특징이다. 소뇌는 평형기관에서 전달된 정보를 바탕으로 몸의 균형을 유지하며, 대뇌피질이 내린 운동 지시가 제대로 이루어지도록 몸의 근육을 선택하여 어느 정도 움직이게 할지를 판단한다. 따라서 소뇌는 우리 몸의 균형을 유지하고 운동 기능을 조절하는 기능을 한다.

라. 중간뇌

중간뇌는 뇌의 정중앙에 위치하여 '가운데골', '중뇌'라고 불린다. 중간뇌는 뇌의 대부분을 차지하고 있는 좌우 대뇌 반구 사이에 끼어 있는 뇌줄기를 구성하고 있다. 중간뇌를 포함하는 뇌줄기는 우리가 보통 '숨골'이라고 부를 정도로 사람의 생명을 유지하고 조절하는데 중요한 기능을 한다.

중간뇌는 부피 자체는 아주 작지만 중요한 신경과 신경핵 등 필수적인 구조물들이 집약되어 있으며, 시각과 청각 신경이 지나는 곳이다. 중간뇌는 눈의 운동과 눈동자의 크기를 조절하고, 대뇌가 중요한 일에 집중할 수 있도록 도와주는 기능을 한다.

마. 다리뇌(교뇌)

다리뇌는 중간뇌와 숨뇌 사이의 뇌줄기에 존재해 앞쪽으로 돌출되어 있으며, 중간뇌와 숨뇌, 소뇌를 다리처럼 연결하는 역할을 한다. 또한 다리뇌는 얼굴 신경이나 갓돌림 신경의 핵이 존재하는 곳이다. 중간뇌의 경우와 마찬가지로 다양한 신경섬유의 통로로, 소뇌와 대뇌 사이의 정보 전달을 중계하고 숨뇌와 함께 호흡 조절의 기능을 한다.

바. 숨뇌(연수)

숨뇌는 뇌줄기를 구성하는 하나의 부분으로 가장 아래쪽에 위치하고 위로는 다리뇌와 아래로는 척수, 뒤로는 소뇌와 맞닿아 있다.

숨뇌의 앞면 정중선을 중심으로 피라미드라는 융기부가 있고, 운동을 담당하는 겉질 축수로 신경 다발의 대부분이 이 곳으로 지나간다. 숨뇌는 호흡과 심장박동 순환을 조절하며 침 분비, 하품, 재채기와 같은 무의식적인 활동을 일으킨다. 또한 숨뇌는 몸의 상태를 일정하게 유지하거나 소화 등을 조절하는 생명유지 기능을 담당한다.

2. 뇌의 시기별 발달과정은 어떻게 이루어지나?

뇌는 태어나면서부터 죽을 때까지 변하며, 인간의 정체성을 결정한다. 인간의 뇌는 무려 24~25세에 완성되고 이후에는 점차 뇌세포가 죽어간다. 갓난아이의 뇌 무게는 400g이며, 1년 후에는 2배인 800g으로 증가하고, 4년 후에는 1,200g으로 된다. 만 6~7세에는 어른과 같은 크기로 성장하며 인간의 뇌는 신경세포들로 구성되어 있다. 신경세포의 수에 있어서는 어른과 아이의 뇌는 대동소이하다.

따라서 뇌가 발달한다는 것은 신경세포가 늘어나는 것이 아니라, 신경세포를 연결하는 신경망이 더 촘촘해지고 서로 복잡하게 얽히는 것을 말한다. 소위 말하는 똑똑한 뇌, 높은 지능을 갖기 위해서는 신경망의 연결이 중요하다고 할 수 있다. 뇌의 발달 과정은 시기적으로 단계가 있고 기능이 증가한다. 뇌의 발달 과정을 살펴보면 다음과 같다.

1) 태아기

태아기는 아기가 태어나기 전에 엄마 뱃속에 있는 동안을 말하는 데, 뇌의 기본적인 형태가 완성되는 시기다. 태아의 뇌는 왕성한 세포분열이 일어나 최종적으로 유지할 뉴런의 2배인 약 2천억개의 신경세포를 생성하고 뇌의 여러 부위로 이동한다. 태아기의 신경세포는 사고 과정의 질뿐만 아니라 개인의 기질, 재능, 약점 및 기발을 결정하는데 도움이 된다. 따라서 태아는 환경에 아주 민감하고 어떤 자극을 받느냐에 따라 뇌의 성장 정도가 결정된다.

임산부가 알코올, 니코틴, 약물 및 전염병에 접하거나 지나친 산소 및 영양분 부족을 겪을 경우에, 신경세포의 이동에 방해를 받게 되면 심각한 영아 간질이나 자폐증 또는 정신분열증이 나타날 수 있다. 또한 임산부가 지나친 스트레스를 겪을 경우에 일시적으로 태아에게 혈액공급이 중단될 수 있고, 그로 인해 태아의 뇌형성에 치명적인 영향을 줄 수 있다.

2) 0~2세

영아기는 뇌의 전반적인 부분이 발달하는 뇌의 기초가 이루어지는 시기로, 시냅스(신경세포 사이의 연결 부위)가 급속하게 증가한다. 이 시기에 생겨난 엄청난 양의 시냅스는 아이의 경험에 의해 선택적으로 발달하게 된다. 사용하지 않은 시냅스는 제거되고, 경험을 통해 자극을 받아 필요성을 인정받은 시냅스는 살아남아 각기 독특한 뇌 네트워크를 형성하게 된다.

신생아의 경우 뇌에서 감각 운동영역, 대상피질, 시상, 뇌간, 소뇌, 해마의 활동이 활발해진다. 2~3개월이 지나면 두정엽, 측두엽, 시각피질, 기저핵 등의 활동이 활발해진다. 6~12개월에는 전두엽의 활동이 활발해진다. 이 시기에는 점차 의도적인 동작을 시작하며, 청각의 성장 및 발달, 시각력의 성장 완료, 평생 사용할 신경세포와 해마가 발달되어 내용을 기억하며 전두엽이 급속 성장한다. 신생아의 뇌는 적절한 자극에 의해 신경 시냅스 회로를 새로 만들고 강화한다. 이때 뇌를 어떤 환경에 두느냐에 따라서 뇌 회로가 치밀하게 될 수도 있고 엉성해질 수도 있는 것이다. 따라서 영아기에 뇌를 잘 발달시키면 영재나 수재로 키울 수 있지만, 아무리 좋은 뇌를 가진 아이도 내버려두면 저능아가 될 수 있다.

3) 2~4세

이 시기는 전두엽과 변연계가 발달하는 시기로, 뇌 전체 회로망의 50%가 완성된다. 3세 이후부터는 새로운 경험이나 반복적인 경험을 통해 새로운 시냅스들이 생기기도 하고, 사용하지 않는 시냅스들은 점차 제거되어 균형을 이루게 된다. 이 시기에는 종합적인 사고와 도덕성이 집중적으로 발달하게 된다. 또한 측두엽이 발달하면서 언어 사용이 점점 많아지며 언어에 대한 이해가 높아진다. 전두엽이 성장하고 척수의 운동신경과 연결된다.

이 시기에 심리적 충격이나 학대, 애착 부족, 모성 우울증, 약물, 빈곤 등의 부정적인 경험을 하게 되면 인지 능력뿐만 아니라 정서조절 능력이 손상된다. 이런 상황에서 스트레스를 받거나 자신의 욕구가 좌절되는 상황에서 공격성이나 폭력성을 나타낼 수 있다.

4) 4~6세

이 시기는 비로소 인간다운 사고능력을 키우고, 정보전달과 처리시간이 빨라지는 시기이다. 이 시기는 인간의 고등 정신작용을 조절하는 전두엽의 신경회로망이 발달하게 되며, 뇌 전체 회로망의 90%가 완성된다. 이 때부터 아이들은 지적 호기심이 강하게 되어 질문이 많아진다. 이 시기에는 아이 스스로 생각해서 답을 말할 수 있도록 해줌으로써, 전두엽이 잘 발달될 수 있도록 해야 한다. 유소년 시절의 뇌 속에서는 정상적 뇌를 만들기 위한 작업이 정열적으로 행해짐으로써 시냅스는 대량 사멸하게 된다. 즉 불필요한 시냅스를 사멸시키는 한편, 필요한 시냅스를 탄생시키면서 뇌의 균형을 절묘하게 형성해 가는 것이다.

5) 7~15세

이 시기는 좌우뇌가 통합 발달되면서 인간다운 사고능력이 급속히 발달하게 된다. 뇌는 외부정보를 스스로 처리할 때 잘 발달된다. 이 시기에 외부에서 주입되는 주입식 교육과 단순 반복학습은 뇌 발달을 편향되게 만들고 신경회로망의 발달도 느리게 한다. 능동적으로 학습하는 뇌만이 제대로 신경회로망을 발달시켜 뇌 기능을 최적화시키게 된다.

7세부터는 공간지각력과 수리력을 담당하는 두정엽과 언어를 담당하는 측두엽의 시냅스가 활발하게 형성되기 시작한다. 두정엽이 발달하게 되면, 수학과 과학을 비롯하여 여러 종류의 새로운 학습이 가능해진다. 측두엽이 발달하게 되면 말하기, 듣기, 일기, 쓰기와 같은 본격적인 한글 학습과 외국어 학습이 효과적으로 이루어진다.

3. 대뇌 부위별 기능 및 손상에 의한 영향은?

대뇌는 두개골 안에 있는 뇌 중 가장 많은 부분을 차지하며, 좌우 2개의 반구로 구성되어 있다. 표면의 겉질과 내부의 백색질로 되어 있으며 부위에 따라 각각의 기능이 다르다. 주로 운동, 감각 정보 처리, 언어 전달, 학습과 기억 및 고등 정신 기능뿐 아니라 생명 유지에 필요한 각성, 자율신경계 조절, 호르몬 생성, 항상성 유지 등의 기능을 수행하기도 한다. 대뇌는 전두엽, 두정엽, 측두엽, 후두엽, 변연계 등으로 구분되어진다.

1) 전두엽

가. 정의

전두엽은 말 그대로 머리 앞부분으로 이마엽이라고도 한다. 인간의 뇌는 모든 동물 중 전두엽의 비중이 가장 크며, 대뇌피질 중에서 가장 최근에 진화되었고 다양한 고급 기능을 담당한다.

나. 기능

전두엽은 다른 뇌 부위들과 연결되어 주로 인간의 인지와 정서 기능을 관여하고, 나머지 뇌 주위를 통제하는 기능을 수행한다. 전두엽의 신경세포들은 주로 기억력, 사고력 등을 주관하며 다른 감각기관으로부터 들어오는 정보를 조정하고 행동을 조절한다.

다. 손상

전두엽 관리기능이 손상을 입게 되면 인지적 측면에서는 판단력, 이지적 유연성, 창의성, 계획성, 추상적 사고 등이 심한 감퇴를 보인다. 또한 주의력 결핍과 과잉 행동장애 증상(ADHI)이 나타나고, 행동적 측면에서는 적응에 있어서 광범위하고 심각한 문제를 보인다. 그리고 정서와 성격에서 극적인 변화가 일어나.무공감, 충동 조절장애, 냉정하고 반성이 없는 폭력성이 나타날 수 있다.

2) 두정엽

가. 정의

두정엽은 머리의 정수리 부분이라는 의미로, 뇌 중에서 가장 상층부에 있는데 마루엽이라고도 한다.

나. 기능

두정엽은 신체를 움직이는 기능뿐 아니라, 사고 및 인식 기능 중에서도 수학이나 물리학에서 필요한 입체·공간적 사고와 인식 기능, 계산 및 연상 기능 등을 수행한다. 또한 외부로부터 들어오는 정보를 조합하는 역할을 한다. 특히 오른쪽 두정엽은 공간을 파악하는 능력을 가지로 있으며, 공간에서 방향이나 위치를 파악하거나, 시계 바늘의 위치를 보고 시간을 파악하는 기능을 담당한다.

다. 손상

두정엽이 손상되면 위치나 방향 파악이 어렵고, 계산과 연산 기능이 떨어진다. 알츠하이머병에서는 이 두정엽 기능이 비교적 초기부터 저하되는 것으로 알려져 있다.

3) 측두엽

가. 정의

측두엽은 양쪽 귀의 위쪽인 이른바 '관자놀이'라고 부르는 부위에 해당하는 영역을 말하며, 관자엽이라고도 한다. 오른쪽 측두엽은 몸의 왼쪽을 통제하고 왼쪽 측두엽은 몸의 오른쪽을 통제한다.

나. 기능

측두엽은 청각 정보와 기억력, 학습능력, 언어능력 등을 관장하는 역할을 한다. 이에 왼쪽 측두엽은 언어기억, 단어인식, 읽기, 언어, 감정 등을 담당한 반면, 오른쪽 측두엽은 음악, 안면인식, 사회질서, 물체 인식 등을 담당한다.

다. 손상

측두엽에 손상을 입으면 언어에 대한 이해력이 급속하게 떨어진다. 알츠하이머병과 같은 질병에서는 이 측두엽 부위의 신경세포가 자꾸 죽어 없어져 기억력이 떨어지고, 언어 표현과 이해력이 점차 떨어져가게 되는 원인이 된다. 이로 인해 치매와 밀접한 관계를 갖고 있는 부분이 되고 있다.

4) 후두엽

가. 정의

후두엽은 대뇌의 뒤통수 부분에 해당되는데 뒤통수엽이라고 한다. 후두엽은 대뇌에서 가장 작고, 후두엽에서 처리된 시각 정보는 두정엽과 측두엽 두 갈래의 경로로 나뉘어 전달된다.

나. 기능

후두엽은 주로 시각적인 내용을 파악하는 기능을 가지고 있다. 즉 눈에서 온 시각 정보가 모여서 사물의 위치, 모양, 운동 상태를 분석하고 통합하는 역할을 수행한다. 우리가 사물을 보면서 주변의 물건들을 파악하는 것은 후두엽 때문이다.

다. 손상

후두엽에 문제가 생기면, 눈에 아무런 이상이 없어도 시각 정보를 파악하고 분석하지 못하는 시각적 인지 불능 상태가 오게 된다. 또한 친숙한 사람의 얼굴을 알아보지 못하기도 한다.

5) 변연계

변연계는 대뇌반구의 입구를 둘러싼 부분을 말한다. 변연계는 대뇌 피질 및 신진대사와 관련된 호르몬을 조절하는 시상하부 사이에 위치하며, 변연 피질과 해마, 편도체 등을 포함한다.

가. 변연 피질

변연계를 구성하는 피질로서 대상피질(Cingulate Cortex)이 하나의 주요 요소이다.

나. 해마

새로운 정보가 들어올 때마다 이를 처리하며, 보관할 정보와 폐기할 정보를 분류한다.

다. 편도체

좌반구와 우반구에 하나씩 존재하며 주어진 감정을 조절한다.

Tip3. 뇌 활력을 돕는 '해피버튼' 지압법"

해피버튼은 간단하고 쉽게 두뇌에 활력을 줘서 뇌의 피로를 푸는 방법이다. 아래의 사죽공혈과 예풍혈의 두 혈자리가 있다. 이 부위의 지압으로 뇌에 쌓인 긴장과 피로감을 풀어준다. 한의학의 원리를 이용한 치매 예방법으로 스트레스 해소와 두뇌 활성화에 도움을 준다.

▶ 사죽공혈(絲竹空穴)

눈썹 바깥쪽 끝에 미세하게 들어간 곳의 혈자리이다. 눈 주위의 혈액순환을 원활하게 하며 피로를 풀어준다. 또한 전두엽을 자극해 기억력을 높인다. 이는 눈의 피로 회복과 편두통, 눈꺼풀의 떨림, 치통, 안면 마비 등을 치료해준다.

▶ 예풍혈(翳風穴)

귓볼 바로 뒤의 작은 뼈 밑으로 움푹 들어간 부분의 혈자리를 가리킨다. 동맥과 정맥이 이 지점을 통해 얼굴과 뇌로 흘려간다. 게다가 측두엽을 자극해 머릿속이 맑아진 듯 시원한 느낌이 든다. 이는 안면 마비나 얼굴 경련 등 중풍과 관련된 초기 증상에 효과가 있다.

▶ 〈실행방법〉 각각의 혈자리에 검지손가락을 올리고 두 곳을 지긋이 3~5분 정도 원을 그리며 눌러준다.

▶〈 효과 〉

• 대뇌피질을 자극하고 두뇌를 활성화시킨다.

• 뇌의 혈액순환을 돕는다

• 기혈순환을 촉진시키고 집중력과 기억력을 향상시킨다.

• 자율신경계를 다스려 스트레스 해소에 도움이 된다.

Tip4. 뇌신경 체조

중앙치매센터(「치매 가이드북」)에서 권장하는 치매예방을 위한 뇌신경 체조(뇌 표면 자극으로 인지기능 향상)를 소개한다.

1. 얼굴 두드리기(삼차신경 및 안면신경 자극)

- 양 손가락으로 이마, 입술 위, 턱을 순서대로 2회씩 마사지

2. 눈 돌리기(동안신경 , 활차신경, 외전신경 자극)

- 눈동자를 상·하·좌·우로 각 2초씩 응시 및 시계방향과 반시계방향으로 각 4초씩 회전해 돌리기

3. 눈감고 씹기(삼차신경 및 안면신경 자극)

- 4초간 눈을 꼭 감고 어금니를 다무는 등 번갈아 2회 반복 실시

4. 소리내기(삼차신경, 안면신경, 설인신경 및 설하신경 자극)

- '아-으-우-이'를 4초에 걸쳐 2회 반복으로 소리냄
- 크게 소리내'라라라, 파파파, 카카카. 라파카'라고 3회 외침
※ 외침의 강세 위치는 첫 번째 글자에서 두 번째, 세 번째로 이동

5. 볼혀쓰기(삼차신경, 설하신경 자극)

- 입술을 다물고 양 볼을 최대한 부풀림, 수축해 각 4초간 유지

6. 목 돌리기(부신경 자극)

- 고개를 오른쪽-정면-왼쪽으로 돌려 각 2초간 유지

- 고개를 왼쪽-정면-오른쪽으로 돌려 각 2초간 유지

- 위 순서대로 각 2회 반복 실시

Tip5. 뇌건강 운동법

Ⅰ. 鳥啄法(조탁법, 머리 두드리기)

鳥啄法은 鳥(새 조)와 啄(쫄 탁)으로, 마치 새가 모이를 쪼듯이 양쪽 손의 10개 손가락 끝으로 머리 전체를 톡톡 두드리는 방법을 말한다. 이는 시간이 날 때마다 가볍게 머리 전체를 두드려주면 된다. 팔이 아프면 그만두면 되고, 하루에 몇 번을 해야 한다는 기준은 없다. 자주 하면 할수록 좋은 운동이다. 세게 두드릴 필요도 없다. 그런데 머리 피부가 아픈 사람은 세게 두드릴 수가 없다.

많이 아픈 사람은 가볍게 두드리고, 거의 아프지 않은 사람은 좀 강하게 두드리면 된다. 몸에 병이 많은 사람의 경우에는 머리를 두드릴 수가 없을 정도로 어디든지 아프기도 하다. 그러나 건강한 사람은 머리를 아무리 세게 두드려도 별로 아프지 않다. 그러나 두드릴 때 아프던 머리가 점차 아프지 않게 된다면, 이는 몸의 상태가 좋아졌다는 증거가 될 수 있다.

머리를 두드려보면 처음 며칠간은 머리가 대단히 많이 아프다. 하지만 며칠 지나면 점차 덜 아파진다. 아픈 부위도 머리 전체였던 것이 점차 줄어들어서 안 아픈 곳이 더 많아진다. 아픈 곳은 무조건 더 많이 두드려주면 된다. 무엇보다 효과를 가져오려면 꾸준히 하는 것이 중요하다. 대부분 머리 꼭대기 부분만 두드리는 경향이 있는데, 정작 중요한 곳은 귀 주면과 머리 뒷골 부분이다. 뒷골 부분은 중풍 예방에 도움이 되며, 중풍이 걸린 사람도 잘 두들겨주면 점차 증세가 호전될 수가 있다.

II. 온 몸 털기, 단전 치기

스트레스만 덜 받는다고 뇌가 건강해지지 않는다. 평소 몸의 혈액순환을 촉진하는 운동을 시도해 뇌에 충분한 혈액을 공급하는 것이 주요하다. 뇌를 고루 강화하는데 도움을 주는 운동을 소개한다.

1. 온몸 털기

반동과 진동을 이용해 몸의 순환을 돕는다. 전신이 들썩이며 흔들리면 자연히 무게 중심이 아랫배로 내려가고 하체에도 힘이 생긴다. 결국 하체의 말초동맥 순환이 좋아져서 중심의 동맥인 심장과 뇌동맥 순환을 개선시킨다.

① 양발을 11자로, 다리는 어깨너비로 벌리고 선다.

② 상체를 바로 세우고 손을 겨드랑이 밑으로 가져간다.

③ 어깨에 힘을 빼고 손을 위에서 아래로 툭툭 털어준다. 손을 내릴 때 무릎을 굽혀준다.

④ 1분 정도 반복한 뒤 동작을 멈추고 손발을 가볍게 털어준다.

2. 단전 치기

뇌를 활성화시키고 근력도 보강한다. 단전은 배꼽보다 약 3cm 아래에 있다. 한의학에서는 단전을 혈액을 모아 각 세포에 공급하는 기의 흐름에 있어서 가장 핵심적인 부위로 본다. 단전 치기는 전신과 뇌로 흘러 들어가는 혈액의 순환을 도와 뇌 건강에 도움을 준다.

① 양발을 11자로, 다리는 어깨너비로 벌리고 선다.

② 어깨·상체 힘을 빼고 무릎을 구부린 상태로 아랫배 힘을 준다.

③ 양손을 오므린 상태로 단전 부근을 1~2분 정도 두드린다.

④ 마무리할 때는 손바닥으로 아랫배를 시계 방향으로 쓸어준다.

Ⅲ. 혀 운동

– 치매예방의 뇌세포 활성화를 위한 혀 운동

일본 과학자의 연구 결과, 혀를 자주 단련시키면 뇌와 안면 부위의 신경을 간접적으로 자극함으로써, 뇌 위축을 줄이고 안면신경과 근육 노화를 방지할 수 있다는 점을 발견하였다. 과학자들은 인체 노화 현상의 가장 큰 원인이 바로 뇌 위축에 있고, 가장 뚜렷한 증세는 혀가 경직되고 표정이 굳어지는 것이라고 여겼다.

지원자 8천명을 대상으로 2개조로 나누어 한 조는 아침, 저녁으로 혀 운동을 견지하게 하고, 다른 한 조는 특별히 운동하지 않게 하였다. 6개월 후, 혀 운동을 했던 팀은 그렇지 않은 팀보다 뇌세포가 뚜렷하게 활성화되어 있고, 문제 처리 반응도 빠른 것으로 나타났다고 한다.

이처럼 과학자들은 뇌위축을 지연시키는 식이요법 이외의 방법을 발견했다면서, 매일 아침돠 저녁으로 혀를 운동시키면 뇌세포를 활성화해 뇌위축을 방지할 수 있다고 하였다. 혀를 운동시키는 방법은 다음과 같다. 그러나 지속적으로 꾸준히 해야만 그 효과를 볼 수 있다는 사실을 알아야 한다.

1. 혀를 입 안으로 당겨만다.

혀끝에 잡아늘이는 감각이 있을 때까지, 혀끝을 최대한 밖으로 내밀었다가 다시 입안으로 당겨 만다. 이렇게 10회 반복을 한다.

2. 혀를 밖으로 쑤욱 내민다.

혀를 입 안에서 천천히 최대한 크게 시계 방향으로 10회 돌렸다가, 반대 방향으로 10회 돌린다

3. 혀 끝으로 이를 누른다.

혀 끝으로 상악(위 쪽의 턱 안 부위)을 10초간 눌렀다가, 윗니와 아랫니의 바깥쪽과 아랫니의 안쪽을 10초간 누른다.

혀 운동은 시간에 구애없이 할 수 있으나, 보편적으로 아침과 저녁에 각각 한 번씩 하는 것을 권장하고 있다. 대뇌는 인체의 사령부로 대뇌가 활발히 움직이고 위축되지 않아야, 여러 기관과 생리기능이 정상적으로 돌아갈 수 있다. 이 운동은 치매 예방에 돈도 들이지 않고 효과를 볼 수 있어 지속적인 실천이 필요하다.

- 장진형 북경협화의대 신경내과 교수 -

Ⅳ. 걷기 운동

뇌는 쓰면 쓸수록 좋아지고, 운동을 통해서도 뇌를 쓰고 자극할 수 있다. 이는 몸을 움직이면 해당 기능과 연관된 뇌의 부분이 활성화되기 때문이다. 특히 균형을 잡는 동작이나, 몸을 비대칭적으로 움직이는 동작을 하면, 뇌의 인지 및 운동 기능이 향상된다. 뇌 건강에 도움을 주는 운동 2가지를 소개한다.

1. 밧줄 위 걷기

눈을 감고 양팔을 들어 줄타기하듯 중심을 잡는 동작이다. 소뇌에 많은 자극을 줄 수 있다. 소뇌는 운동 영역을 담당하는 부분으로, 평형감각 및 운동기능 개선에 효과적이다. 몸이 흔들리지 않도록 양팔을 움직이는 균형을 잡는다.

운동법

① 방이나 거실에서 최대한 긴 방향을 찾아 똑바로 서서 눈을 감고 양팔을 벌린 후, 발바닥에 의식을 집중한다.

② 한 발을 들어 다른 발 바로 앞에 붙여서 내려놓는다.

③ 밧줄 위를 걷는다는 느낌으로 한 줄로 걷는다.

2. 눈 감고 한 발 들고 서기

균형을 잡는 동작은 집중력 강화에 도움을 준다. 만약 눈을 감고 서 있는 것이 힘들다면 눈을 뜨고 실시한다. 먼저 앞쪽에 점을 하나 찍어 시선을 고정시킨 뒤, 한 발로 균형을 잡는다. 30초씩 균형을 잡는데 성공했다면 눈을 감고 다시 시도해본다.

운동법

① 눈을 감고 한 발로 서서 균형을 잡는다. 30초 동안 자세를 유지한다.

② 발을 바꿔 반대쪽도 실시한다. 30초 동안 자세를 유지한다.

Tip6. 뇌 노화 방지를 위한 다양한 활동

뇌의 노화 방지를 위하여 뇌를 자극하는 다양한 활동을 통해 꾸준히 재미있게 할 수 있어야 치매예방에 도움이 된다.

▶ 책, 신문, 잡지 일기

▶ 일기쓰기, 편지 쓰기

▶ 낱말 맞추기, 자기, 퍼즐, 바둑, 카드놀이

▶ 가족이나 친구들 만나서 즐겁게 대화하기

▶ 영화, 공연, 박물관, 미술관 같은 문화생황 지속하기

▶ 컴퓨터 배우기나 다른 나라 언어 배우고 익히기

▶ 레크레이션이나 게임놀이 등에 참여하기

▶ 뜨개질이나 악기 배우기

▶ 그림 그리기, 음악 듣기, 화분 가꾸기 등 취미 활동하기

▶ 교육방송 보면서 공부하기 등

제5장

치매 예방과 치료의
다양한 방법 체득하기

1. 알츠하이머형 치매의 약물치료는?

그동안 알츠하이머형 치매의 치료 방법은 끊임없이 연구되고 있음에도 불구하고, 알츠하이머형 치매치료제 약을 개발하는 것은 쉽지 않다. 더구나 신약을 개발하는데는 많은 시간이 소요된다고 한다. 그리고 질병에서 완전환 회복을 위한 근본적인 치료는 현재까지 불가능한 것으로 알려져 있다. 하지만 몇가지 약물은 증상을 완화시키고 치매 진행을 지연시키는데 그 역할을 하고 있다. 진행을 늦추게 되면 말기 치매 상태로 지내는 기간을 줄일 수 있고, 환자가 조금 더 자신의 원래 모습으로 가족들과 오랜 관계를 맺으며 지낼 수 있다.

시판되고 있는 치료제는 여러 가지 있으나, 이들 치료제는 완치가 아닌 증상을 완화시키는 정도의 치료제라는 데 한계가 있다. 약물치료는 빨리 시작할수록 효과가 크기 때문에, 조기 치료를 시작할 경우 치매환자와 가족의 삶의 질을 더욱 나아지게 해줄 수 있다. 또한 약을 꾸준히 복용하면 그렇지 않은 환자들에 비해 병의 진행을 늦출 수 있다. 약물치료가 우선적으로 권고되고 있지만, 비약물치료를 같이 진행하는 것도 도움이 될 수 있다.

현재 사용되고 있는 치매치료제는 치매환자의 인지능력 개선을 목표로 하고 있다. 즉 치매환자는 인지기능 저하뿐만 아니라 망상, 환각, 수면장애, 공격성 등의 다양한 정신적, 행동적 증상을 보이는데 이러한 증상을 조절하기 위해 약물을 사용하고 있는 것이다.

그래서 약을 복용하더라도 시간이 지나면서 인지기능 저하가 점차 심해지고 다른 이상행동도 나타날 수가 있다. 대표적인 약물로는 아세틸콜린 분해효소 억제제와 NMDA 수용체 길항제 등이 사용되기도 한다.

1) 아세틸콜린 분해효소 억제제

뇌에 감소되어 있는 아세틸콜린이라는 신경전달물질의 양을 증가시킴으로써 작용하며, 뇌손상이 심하지 않은 경도 및 중등도 환자에게 보다 효과가 있다.

2) NMDA수용체 길항제

중등도 이상으로 진행된 알츠하이머병에 대해서 사용한다.

한편 심신의학의 세계 최고 권위자인 하버드대학교 의과대학 허버트 벤슨(Herbert Benson)교수는 "현대의학의 치료(약물치료)로 해결할 수 있는 질병의 비율은 25%라고 하고, 나머지 75%는 식습관을 비롯한 생활습관, 운동, 명상 등으로 향상시킨 자가치유능력에 기대를 걸어야 한다"고 하였다.

【참고 5-1】치매 치료약 효능 및 오해, 부작용 대처법

〈치매 치료약의 효능에 대한 연구 결과〉

치매약을 꾸준히 복용하고 치료에 힘쓴 사람과 그렇지 않은 사람의 미래가 과연 어떻게 달라지는가에 대한 연구 결과가 있다. 2005년 영국 의료진은 초기 단계의 치매 증세를 보인 환자 270명을 대상으로 5년간 추적한 결과를 발표했다. 그 차이를 확인하면 치매 치료약이 얼마나 효과가 있는지 알 수가 있다.

처음 치매에 걸렸을 때, 어떤 선택을 했는지가 치매환자의 미래 뿐만 아니라 환자 가족들의 미래까지 결정한다. 이처럼 치매는 몰라서 두려운 병일 뿐이지, 절망의 병으로 치부하기에는 현대 의학 기술이 비약적으로 발전하고 있음을 주지할 필요가 있다. 그 결과에 대해 상당히 대조가 되는 내용을 살펴보면 다음과 같다.

□ 꾸준히 치매약을 먹었던 사람의 경우

• 90%는 치매 진단을 받은 지 5년이 지나도, 별다른 지장없이 일상생활을 유지하고 있었다. 10명 중 9명이 가족들과 한 집에서 지내면서 의사소통을 하고, 특별한 이상 증세나 문제 행동으로 가족들을 힘들게 하지도 않았다.
• 그들은 본인이 치매라는 사실은 알았지만, 약을 먹을 때 외에는 특별히 자신이 치매라는 것을 되새길 필요가 없었다고 답했다.   모임에서 친구를 만나는 등 대외활동도 충분히 즐기고 있었다.

□ 치료를 포기하고 약을 먹지 않았던 사람의 경우

• 10명 중 6명이 요양시설에 들어가 있거나, 요양시설에만 들어가지 않았을 뿐 일상생활이 거의 불가능할 정도로 증세가 악화되어 있었다.

• 시설에 있는 사람 중에는, 거의 모든 기억을 잃어버려 가족들의 얼굴조차 알아보지 못하는 사람도 상당수였다. 집에서 생활하는 사람들도, 종일 누워 있거나 거실에 앉아 멍하니 허공을 응시하는 사람이 대부분이었다.

• 더구나 가족들이 이들을 돌보는데 큰 어려움을 겪고 있었으며, 치매환자에게서 흔히 나타나는 망상, 환각, 불안 등으로 가족들이 간병에 애를 먹고 있었다.

▶ 초기 단계의 치매 환자(5년간 270명 대상) 추적 결과

• 5년간 꾸준히 치매약을 복용한 135명 → 전체의 90%가 큰 문제 없이 일상생활 영위

• 5년간 치료를 하지 않은 135명 → 전체의 60%가 독립 생활이 불가능한 상태로 어려움 봉착

〈치매 진행의 지연 치료약에 대한 오해〉

□ 치매 치료약을 먹으면 바보가 된다는 오해가 있다. 아무 것도 못하고 멍하니 앉아있게 만드는 바보약이 아니냐는 것이다. 이러한 이유 때문에 상당수 치매 환자가 요양원에 가는 한이 있어도 약 먹기를 거부한다고 한다.

□ 하지만 약을 먹으면 바보가 된다는 오해는, 문제 행동과 이상 심리 증상을 조절하는 약 때문에 생겨난 오해다. 공격성이나 망상 증세 등을 억제하는 약물을 지나치게 많이

복용하면, 정신이 멍해지는 등의 증상이 나타날 수 있기 때문이다.

□ 이는 의사가 처방한 양보다 더 많은 약을 먹었을 때 이런 상황이 발생한다. 즉 적정량을 복용하면 부작용이 없다. 만약 투약 후 이상 행동을 보이거나, 오히려 상태가 악화될 경우에는 전문의 상담을 받는 것이 좋다.

〈치매약 복용 시 주의사항 및 부작용에 대한 대처법〉

□ 탈수 증상이 나타날 수 있어 충분한 수분을 섭취하는 것이 좋으며, 변비도 유발시킬 수가 있어 과일이나 섬유질이 많은 야채를 섭취해 주는 것이 좋다.

□ 약물 복용 초반에 나타나는 경미한 위장 장애 등의 부작용은 대개 일시적이므로, 안심시켜 꾸준하게 복용하도록 격려한다.

□ 치매약 복용 중 즉시 의사와 상담해야하는 심각한 부작용으로 검은색의 변을 보거나 혈액이나 커피가루처럼 보이는 구토물, 배뇨곤란, 배뇨통증, 발작 및 경련 등이 있을 수 있다.

□ 환자가 치매약 부작용을 호소할 때 우선 부작용의 발생 시점, 빈도, 악화나 악화되는 요인이 있는지 확인한다.

□ 부작용을 일으킬 수 다른 약물을 복용하고 있지 않은지, 혹은 부작용이 생기는 시점에서 약물 용량이나 종류의 변화가 있었는지 확인한다. 일단 식사를 하거나 생활을 하는데 큰 지장이 없다면 처방받은 약물을 그대로 복용한다.

□ 약을 지속적으로 복용하였는데 증상이 없어지지 않는다면, 처방받은 의료진에게 상담을 받는다.

□ 환자가 부작용으로 인해 일상생활이 어렵다면, 약을 빨리 중단하고 처방받은 의사에게 상담을 받는다.

2. 혈관성 치매의 약물치료는?

혈관성 치매는 주로 피와 혈관에 의해서 생기는 치매이기 때문에, 피와 혈관에 대한 약물을 주로 사용한다. 또한 혈관성 치매는 그 증상이 비교적 급격하게 시작되고, 진행 경과에 있어서도 계단식 악화 또는 기복을 보이는 경우가 많다. 이러한 발병 및 진행 경과는 원인이 되는 뇌혈관 질환 발생 및 추가 발생과 관계가 있다. 그래서 약물치료는 고혈압, 당뇨, 고지혈증, 비만, 흡연 등 혈관 위험 요인에 대한 치료가 매우 중요하다. 이에 대한 치료제는 다음과 같다.

1) 혈소판 응집억제제

혈소판이 응집하면 핏줄 안에서 피가 엉키거나 막혀서, 피가 흐르지 못하고 더 심해지면 핏줄이 터질 수도 있다. 이렇게 되면 심장마비, 뇌출혈, 뇌경색 등이 일어날 수 있어 뇌졸중의 재발을 방지하기 위해 사용하는 약이다.

2) 혈류순환 개선제

피를 묽게 해서 피가 잘 흐를 수 있게 하는 약이다. 피가 묽지 않고 걸쭉하면, 피가 잘 돌 수 없기에 피를 묽게 해서 피가 도는 데에 지장이 없게 한다.

3) 뇌기능 개선제

뇌기능을 개선하고 치매 진행을 막아주는 약이다.

4) 항응고제

뇌졸중의 재발을 방지하기 위해 사용하는 약으로 혈액 응고를 억제한다. 심장이나 목 부위의 큰 혈관에서 생긴 혈전이 떨어져 나와 혈관이 막히는 색전증에 주로 사용한다.

3. 치매예방의 인지치료 방법은?

인지(Cognition)란 뇌에서 정보를 받아들이고 생각하고 목적에 맞게 행동하는 통합적인 기능을 말한다. 노화 과정에서 초래되는 가장 심각한 문제는 인지기능의 감소다. 노인의 인지기능은 연령의 증가에 따라 뇌기능과 기억력이 점진적으로 감소되어, 60대에는 25%가 가벼운 정도의 인지 치매를 보인다. 70대에는 현저하게 저하되기 시작하여, 80대 이상부터는 약 54.6%가 중증의 인지장애를 보인다.

1) 치매 예방을 위한 인지치료

인지치료란 환경으로부터 감각정보를 평가하고 지각하는 능력을 길러주고, 환경 내에서 목적 활동의 능력을 길러주는 인지훈련을 말한다. 인간의 뇌는 가소성 (Plasticcity)을 지니고 있기 때문에, 특정 영역이 손상되더라도 다른 영역에서 그 기능을 담당하거나, 특정 활동을 오랫동안 반복하거나 학습했을 때 뇌의 변화가 가능하다는 것이다.

또한 인지치료는 노인의 인지기능 저하를 치료하고 보존 및 향상을 위해 특별히 만들어진 의사소통 중심의 접근법이다. 뇌 과학자들은 뇌에 지속적으로 적절한 자극을 제공하여, 치매환자의 남아 있는 인지기능의 보존 및 향상이 가능하다고 보고 있다. 결국 인지치료는 뇌 운동을 통하여 치매를 예방하거나 치매를 더디게 하는데 유용하다.

인지치료를 적용하면 뇌가 운동을 하여 신경전달 통로의 수를 증가시킴으로써, 뇌가 손상될 때 새로운 신경전달 통로를 이용할 수 있다. 인지기능의 형태는 아래 〈표 5-1〉과 같다.

〈표 5-1〉 인지기능의 형태

구분	내용
지남력	사람, 장소, 시간을 팡알가는 개인의 지각 능력
집중력	어떤 일을 할 때 상관업는 주변 소음이나 자극에 방해받지 않고 몰두하는 능력
지각력	외부의 자극을 정확하게 인지하는 능력
기억력	일사에서 얻어지는 인상을 머릿속에 저장하였다가 다시 떠올리는 능력
판단력	사물을 올바르게 인식, 평가하는 사고의 능력
언어력	자신의 생각이나 감정을 표현하고, 다른 사람의 말을 이해하여 의사를 소통하기 위한 소리나 문자 따위를 사용하는 능력
시공간력	사물의 크기, 공간적 성격을 인지하는 능력
계산능력	물건 또는 값의 크기를 비교하거나 주어진 수의 연산의 법칙에 따라 처리하여 수치를 구하는 능력

【참고 5-2】치매예방에 도움이 되는 인지활동 정보

□ 뇌를 자극하는 인지활동

- 낱말 맞추기, 퍼즐 맞추기, 장기나 바둑, 화투나 카드놀이
- 책, 신문이나 잡지 읽기
- 카드, 엽서, 편지 및 일기쓰기
- 컴퓨터를 배우거나 응용해서 활용하기
- 영화나 연극, 박물관, 미술 전시관 등 관람하기
- 그림 그리기, 음악 듣기, 원예활동 등
- 그 외 손을 통해 뇌를 자극할 수 있는 뜨개질이나 피아노 등 악기 연주 등도 치매예방에 도움이 되는 활동임

□ 중앙치매센터 자료 및 도서 활용

- 〔두근두근 뇌운동〕은 신문과 필기구만 준비하면, 별도의 비용을 들이지 않고도 일상에서 두뇌건강을 지킬 수 있는 치매예 방 인지훈련법이다. 각 문항마다 주요 효과 영역이 다르기 때문에 이를 고려하여 총 24가지〔두근두근 뇌운동〕훈련법을 균형있게 실시할 수 있도록 주간 훈련계획표가 제공됨

- 〔반짝반짝 뇌운동〕은 경도인지장애 및 경증치매 어르신을 위해 만들어진 비약물치료 프로그램이지만, 노년기 치매예방을 위해 활용할 수 있는 좋은 교재이기도 함. 이 교재는 보건복지부의 지원 하에, 약 2년간 연구기간을 거쳐 개발한 프로그램으로 전 세계에서

진행된 비약물적 치매치료 연구를 통해 효과가 검증된 요법들임

※ 중앙치매센터 홈페이지 → 정보 → 자료실 → 간행물에서'두근두근 뇌운동','
반짝반짝 뇌운동'을 다운로드하여 이용

【참고 5-3】치매 인식개선을 위한 5가지 강조사항

- 영국 치매협회(Alzheimer's Society) -

첫째, 치매는 노화에 따른 자연스러운 현상이 아니다.

치매는 노년기에 더 흔히 나타나고, 기억력도 나이가 들어감에 따라 차츰 저하되기 마련이다.

둘째, 치매는 뇌의 질환으로 인하여 발생한다.

치매는 여러 증상의 묶음이며, 이 '묶음'에는 기억력을 비롯한 여러 가지 인지기능의 장애가 포함된다. 이 증상들은 뇌의 질환으로 인하여 발생한다.

셋째, 치매는 기억력 외의 다른 기능에도 영향을 준다.

치매의 가장 흔한 증상은 기억력 저하이다. 그러나 기억력 저하만 나타나는 것은 아니다. 기억력 외에 언어나 판단력 등의 인지기능도 저하될 수 있으며, 기분, 성격, 행동에도 영향을 준다.

넷째, 치매가 있어도 잘 지낼 수 있다.

치매가 있어도 만족스러운 직장생활과 사회생활 유지는 물론, 가족이나 친구들과 함께 즐기면서 건강한 삶을 지속할 수 있다. 적절한 도움을 받는다면 많은 것이 가능할 수 있다.

다섯째, 치매가 있다고 해서 그 사람이 없어지는 것은 아니다.

주변의 누군가가 치매로 진단될 경우, 그 사람의 삶도 달라지고, 모습도 달라질 수 있다. 평소 생활을 유지하는데 도움이 필요할 수도 있으나, 본연의 모습이 달라지거나 없어지는 것은 아니다.

※ 자료 제공 : 건강뉴스(2021.2.1)

2) 치매예방 인지활동지 활용

치매환자를 보면 머리를 많이 사용하는 사람보다는 많이 사용하지 않는 사람이 치매가 많게 나타난다. 이는 평상시 뇌를 많이 쓰면 정신계 손상을 줄일 수 있다는 연구결과에 따라, 머리를 많이 사용할수록 치매를 예방하는데 도움이 된다는 것이다. 결국 인지요법은 뇌 운동을 통하여 치매를 예방하거나 치매를 지연시키는데 유용하다. 따라서 인지요법을 적용하면 뇌가 운동을 하여 신경전달 통로의 수를 증가시킴으로써, 뇌가 손상될 때 새로운 신경전달 통로를 이용할 수 있다.

인지요법은 다양하지만, 그 중에서 지속적이면서도 가장 효과적인 것이 치매예방 교육이다. 직접 강의를 통해서 할 수도 있지만, 활동지를 통해 학습자가 직접 참여하는 것도 교육 효과가 높다. 치매예방 활동지를 이용한 치매예방은, 인지기능 저하를 치료하고 보존 및 향상을 도모하기 위해 특별히 만들어진 의사소통 중심의 접근 방법이다. 활동지를 활용하는 방법은 치매교육을 보다 체계적이고 지속적으로 할 수 있다는 장점이 있다.

치매예방을 위한 활동지의 활용법은 다음과 같다.

① 치매 예방 프로그램은 가장 기초적인 1단계(1권)부터 고급의 3단계(3권)로 구성되어 있으며, 상황의 단계별로 적용한다.

② 활동지는 지남력, 집중력, 지각력, 기억력, 판단력, 언어력. 시공간력, 계산능력, 일기쓰기 등 9가지로 구성되어 있다.

③ 활동지에 있는 일기쓰기는 매일의 과제로 활동할 수 있고, 실제 수업 시간에 작성하도록 해도 좋다.

④ 활동지는 1시간당 2개의 활동지를 사용할 것을 권하며, 시간이 남을 경우는 3개를 활용해도 된다. 따라서 활동지 1권은 주 2회, 회당 2시간씩 수업을 한다고 가정해서 2개월 분량이다.

⑤ 활동지를 수업에 효과적으로 활용하기 위해서는, 먼저 지도자가 학습장에 활동지를 해결하는 방법과 마감 시간을 알려주되, 활동지를 어떻게 풀어야 하는지에 대해 고민하지 않도록 한다.

⑥ 학습자가 활동지를 푸는 동안 지도자는 학습자가 활동지를 해결할 수 있도록 도와주어야 한다.

⑦ 활동 능력은 학습자에게 활동지에서 요구하는 대로 활동하도록 지도한다.

⑧ 일기쓰기는 양식에 맞게 매일 쓰도록 지도한다.

⑨ 활동지를 다 해결하고 나면 전체 학습자에게 소감을 물어보고 수업을 정리한 후 차시 학습을 예고한다.

⑩ 활동지를 활용한 수업활동 진행은 아래 〈표 5-2〉 예시와 같다.

<표 5-2> 인지 활동지 활용 수업진행 과정(예시)

수업명		지남력 높이기
학습목표		· 지남력을 설명할 수 있다. · 지남력에 관련된 기억들을 말한다.
수업단계		교수·학습활동(1~3단계)
1	도입 (5분)	· 오늘의 날씨, 특이한 일, 소감 등을 말해준다. · 오늘 학습할 내용에 대해서 소개를 한다. · 학습목표를 설명한다.
2	진행 (30분)	· 지도사 : 활동지를 작성하는 방법을 설명한다. · 지도사 : 활동지를 설명한 대로 작성한다. · 지도사 : 활동지 작성을 마치면 내용 확인한다. ※학습자는 지도사의 진행에 맞게 따라 한다.
3	종료 (5분)	· 지도사 : 학습 소감을 발표하게 한다. · 지도사 : 학습에 대한 정리와 평가를 한다. · 지도사 : 차시 학습을 예고한다.

3) 치매예방 활동지 지도 방법

치매예방 활동지를 이용한 지도 방법은 다음과 같다.

① 1회 차의 수업시간은 40분으로 한다.

② 개인의 인지 상황에 따라 활동하고 수업에 참여하도록 한다.

③ 수업이 시작되면 학습동기를 유발하기 위해서 신체 활동이나 게임으로 시작한다.

④ 활동지는 연필로 작성하는 것이 좋으며, 틀리면 지우개를 활용해서 지운다.

⑤ 활동지를 푸는 방법은 충분히 설명해준다.

⑥ 활동하는 방법을 잘 모르면 옆에서 천천히 도와주도록 한다.

⑦ 활동 시 마감시간을 알려줘 시간을 조정할 수 있도록 한다.

⑧ 활동지를 작성한 후에는 자신이 답한 것을 발표하도록 하여 학습자의 생각을

공유하게 한다.

⑨ 활동을 마치면 그 날 배운 내용에 대한 요약을 해주고 다음 학습을 예고해준다.

4) 치매예방 활동지 수업진행 과정(예시)

월	주차	회차	수업내용	시간
1	1	1	· 오리엔테이션(진행과정 소개, 방법, 공지사항 등) · 수강생 자기 소개 · 치매 선별 검사 및 채점을 통한 현황 파악	40분
		2	· 치매예방 활동 : 기억력 게임 · 기억력 1단계 : 전자제품 기억하기 활동 및 발표	40분
	2	3	· 지매예방 활동 : 건강박수(손바닥, 손가락, 달걀 박수) · 지남력 1단계 : 나 알기1 활동 및 발표	40분
		4	· 치매예방 활동 : 치매예방 체조(얼굴 두드리기, 눈 돌리기, 눈 감고 씹기) · 지각력 1단계 : 같은 과일 연결하기 활동 및 발표	40분
	3	5	· 치매예방 활동 : 만다라 그리기 · 집중력 1단계 : 숫자 찾기1 활동 및 발표	40분
		6	· 치매예방 활동 : 비석치기(발치기, 무릎치기, 가랑이치기) · 판단력 1단계 : 물건 이름과 용도1 활동 및 발표	
	4	7	· 치매예방 활동 : 칠교놀이(1, 2, 3,4) · 시공간력 1단계 : 도형 따라 그리기1 활동 및 발표	40분
		8	· 치매예방 활동 : 숫자 주사위놀이(더하기) · 계산력 1단계 : 더하기1 활동 및 발표	

2	5	9	· 치매예방 활동 : 어려운 말 따라하기 · 언어력 1단계 : 글자 익히기1 활동 및 발표	40분
		10	· 치매예방 활동 : 기억력 게임 · 기억력 2단계 : 운송수단 기억하기 활동 발표	40분
	6	11	· 치매예방 활동 : 건강 박수(손등, 먹보, 목뒤, 손가락, 달걀 박수) · 지남력 2단계 : 나 알기2 활동 및 발표	40분
		12	· 치매예방 활동 : 치매예방 체조(소리내기, 볼·혀 쓰기, 목 돌리기) · 지각력 2단계 : 같은 가전제품 연결 활동 및 발표	40분
	7	13	· 치매예방 활동 : 치매예방 화체조(온몸 자극하기) · 집중력 1단계 : 숫자 채우기 활동 및 발표	40분
		14	· 치매예방 활동 : 비석치기(오금치기, 손등치기) · 판단력 2단계 : 물건 이름과 용도2 활동 및 발표표	
	8	15	· 치매예방 활동 : 칠교놀이(5, 6, 7, 8) · 시공간력 2단계 : 도형 따라 그리기2 활동 및 발표	40분
		16	· 치매예방 활동 : 숫자 주사위놀이 · 계산력 1단계 : 더하기2 활동 및 발표	
3	9	17	· 치매예방 활동 : 어려운 말 따라하기 · 언어력 2단계 : 글자 익히기2 활동 및 발표	40분
		18	· 치매예방 활동 : 어려운 말 따라하기 · 기억력 3단계 : 과일 기억하기 활동 및 발표	40분
	10	19	· 지매예방 활동 : 건강박수(원, 앞뒤 박수) · 지남력 3단계 : 친구 알기 활동 및 발표	40분
		20	· 치매예방 활동 : 치매예방 체조(손 운동하기) · 지각력 3단계 : 같은 야채 연결하기 활동 및 발표	40분
	11	21	· 치매예방 활동 : 노래와 율동(사랑의 트위스트) · 집중력 3단계 : 다른 문양 찾기 활동 및 발표	40분
		22	· 치매예방 활동 : 비석치기(배꼽, 알통치기) · 판단력 3단계 : 상황에 맞는 대처하기1 활동 및 발표	
	12	23	· 치매예방 활동 : 칠교놀이(그릇, 나무, 네모) · 시공간력 3단계 : 다음에 나올 도형 연결하기 활동 및 발표	40분
		24	· 치매예방 활동 : 숫자 주사위놀이(빼기) · 계산력 3단계 : 빼기 활동 및 발표	

	13	25	· 치매예방 활동 : 꽃과 나무 이름 10개씩 말하기 · 언어력 3단계 : 낱말 연결하기1 활동 및 발표	40분
4		26	· 치매예방 활동 : 기억력 게임 · 기억력 4단계 : 반찬 기억하기 활동 및 발표	40분
	14	27	· 지매예방 활동 : 노래와 율동(쭉쭉빵빵) · 지남력 4단계 : 자녀 알기 활동 및 발표	40분
		28	· 치매예방 활동 : 치매예방 체조(팔 운동하기) · 지각력 4단계 : 같은 동물 연결하기 활동 및 발표	40분
	15	29	· 치매예방 활동 : 노래와 율동(찔레꽃) · 집중력 4단계 : 다른 그림 찾기 활동 및 발표	40분
		30	· 치매예방 활동 : 비석치기(겨드랑이치기, 어깨치기) · 판단력 4단계 : 상황 대처하기2 활동 및 발표	
	16	31	· 치매예방 활동 : 칠교놀이(다리미, 돌고래, 돛단배) · 시공간력 4단계 : 다음에 나올 도형 그리기 활동 및 발표	40분
		32	· 치매예방 활동 : 숫자 주사위놀이 · 계산력 4단계 : 곱하기 활동 및 발표	
5	17	33	· 치매예방 활동 : 과일과 채소 이름 10개씩 말하기 · 언어력 4단계 : 낱말 연결하기2 활동 및 발표	40분
		34	· 치매예방 활동 : 기억력 게임 · 기억력 1단계 : 악기 기억하기 활동 및 발표	40분
	18	35	· 지매예방 활동 : 노래와 율동(내 나이가 어때서) · 지남력 5단계 : 손주 알기 활동 및 발표	40분
		36	· 치매예방 활동 : 치매예방 체조(기 만들기 및 펼치기) · 지각력 5단계 : 같은 모양 연결하기 활동 및 발표	40분
	19	37	· 치매예방 활동 : 노래와 율동(꽃물) · 집중력 5단계 : 미로 찾기 활동 및 발표	40분
		38	· 치매예방 활동 : 비석치기(목치기, 이마치기) · 시공간력 5단계 : 상황 판단하기 활동 및 발표	
	20	39	· 치매예방 활동 : 칠교놀이(마름모, 물부리개, 물음표) · 판단력 5단계 : 같은 도형 찾기 활동 및 발표	40분
		40	· 치매예방 활동 : 숫자 주사위놀이 · 계산력 5단계 : 지폐 계산하기 활동 및 발표	

6	21	41	· 치매예방 활동 : 동물과 주방용품 10개씩 말하기 · 언어력 5단계 : 단어 분석하기 활동 및 발표	40분
		42	· 치매예방 활동 : 기억력 게임 · 기억력 6단계 : 생선 기억하기 활동 및 발표	40분
	22	43	· 지매예방 활동 : 노래와 율동(나성에 가면) · 지남력 6단계 : 시간 표시하기 활동 및 발표	40분
		44	· 치매예방 활동 : 치매예방 체조(온몸 가다듬기) · 지각력 6단계 : 실제 크기가 큰 순서로 연결하기 활동 및 발표	40분
	23	45	· 치매예방 활동 : 태극 주머니 놀이 · 집중력 6단계 : 특징 찾기 활동 및 발표	40분
		46	· 치매예방 활동 : 비석치기(등치기, 머리치기) · 시공간력 6단계 : 상황 판단하기 활동 및 발표	
	24	47	· 치매예방 활동 : 칠교놀이(마름모, 물뿌리개, 물음표) · 판단력 6단계 : 같은 도형 찾기 활동 및 발표	40분
		48	· 수업에 대한 전체적인 요약 · 사후평가, 질의응답 · 수료식	

5) 치매예방 지도의 실제(예시)

차시		1주차 1회	시간	40분
주제		오리엔테이션/프로그램 소개/자기 소개/치매 선별검사		
준비물				
활동목표		1. 과정에 대한 이해를 한다. 2. 학습자들을 사귄다. 3. 치매선별 검사를 한다.		
수업 (40분)	도입 (5분)	1. 인사를 한다. 2. 강사의 간략한 소개를 한다.		
	진행 (30 분)	1. 프로그램을 하게 된 배경을 설명한다. 2. 프로그램의 진행과정을 설명한다. 3. 학습자 전체에 대하여 자기 소개를 한다. 4. 치매선별 검사를 한다. 5. 치매선별 검사지를 분석한다.		
	종료 (5분)	1. 수업에 대한 요약을 한다. 2. 차시 학습을 예고한다.		

차시	1주차 2회	시간	40분
주제	기억력 강화		
준비물	기억력 게임기, 활동지 등		
활동목표	1. 신체 활동을 통해서 치매를 예방한다. 2. 기억력을 강화한다.		

수업 (40분)	도입 (5분)	1. 인사를 한다. 2. 전시 학습을 상기한다.
	진행 (30분)	1. 두 명당 1개의 기억력 게임기를 주고 같은 그림 찾기 게임을 한다. 2. 활동지 푸는 방법을 알려준다. 3. 기억력 1단계(전자제품 3가지 이름을 적고 활동지를 덮고서 기억하기)를 하고 소감을발표하게 한다.
	종료 (5분)	1. 수업에 대한 요약을 한다. 2. 차시 학습을 예고한다.

차시	2주차 3회	시간	40분
주제	지남력 강화		
준비물	활동지		
활동목표	1. 신체 활동을 통해서 치매를 예방한다. 2. 지남력을 강화한다.		

수업 (40분)	도입 (5분)	1. 인사를 한다. 2. 전시 학습을 상기한다.
	진행 (30분)	1. 치매예방을 위한 건강박수(손바닥, 손가락, 달걀 박수) 2. 활동지 푸는 방법을 알려준다. 3. 지남력 1단계(나와 관련된 정보 알아보기)를 하고 소감을 발표하게 한다. **1 나 알기** 1) 나의 이름은 무엇인가 적어보세요? 2) 나의 생일은 어떻게 되나요? 년도와 월, 일을 적어보세요. 3) 나의 나이는 몇 살인가요? 4) 내가 가장 좋아하는 친구는 누구인가요? 5) 내가 가장 잘하는 것은 무엇인가요? 6) 지금 가장 보고 싶은 사람은 누구인가요?
	종료 (5분)	1. 수업에 대한 요약을 한다. 2. 차시 학습을 예고한다.

차시	2주차 4회	시간	40분
주제	지각력 강화		
준비물	동영상, 활동지		
활동목표	1. 신체 활동을 통해서 치매를 예방한다. 2. 기억력을 강화한다.		

수업 (40분)	도입 (5분)	1. 인사를 한다. 2. 전시 학습을 상기한다.
	진행 (30분)	1. 뇌신경 체조(얼굴 두드리기, 눈 돌리기, 눈 감고 씹기)를 동영상으로 보여주고 따라 하게 한다. 2. 활동지 푸는 방법을 알려준다. 3. 지각력 1단계(같은 과일 연결하기)를 하고 소감을 발표하게 한다. **1** 같은 과일 연결하기
	종료 (5분)	1. 수업에 대한 요약을 한다. 2. 차시 학습을 예고한다.

차시	3주차 5회	시간	40분
주제	집중력 강화		
준비물	만다라, 사인펜, 활동지		
활동목표	1. 신체 활동을 통해서 치매를 예방한다. 2. 기억력을 강화한다.		

수업 (40분)	도입 (5분)	1. 인사를 한다. 2. 전시 학습을 상기한다.
	진행 (30분)	1. 비석을 나누어주고 비석에 있는 만다라에 사인펜으로 색칠하게 한다. 2. 활동지 푸는 방법을 알려준다. 3. 집중력 1단계(1부터 25까지 숫자를 순서대로 찾기)를 하고 소감을 발표하게 한다.
	종료 (5분)	1. 수업에 대한 요약을 한다. 2. 차시 학습을 예고한다.

차시	3주차 6회	시간	40분
주제	판단력 강화		
준비물	비석, 활동지		
활동목표	1. 신체 활동을 통해서 치매를 예방한다. 2. 기억력을 강화한다.		

수업 (40분)	도입 (5분)	1. 인사를 한다. 2. 전시 학습을 상기한다.
	진행 (30 분)	1. 비석치기 놀이를 한다(발치기, 무릎치기, 가랑이치기) 2. 활동지 푸는 방법을 알려준다. 3. 판단력 1단계(왼쪽 물건 이름과 용도를 말하거나 적기)후 소감을 발표하게 한다. **1** 물건의 이름과 용도 다음 그림을 보고 이름을 적고 용도를 말해보세요.
	종료 (5분)	1. 수업에 대한 요약을 한다. 2. 차시 학습을 예고한다.

4. 치매예방의 심리치료 방법은?

심리치료는 심리적인 고통과 부적응을 경험하고 있는 내담자(환자)와 인간의 사고, 감정, 행동, 대인관계에 대한 심리학적 전문성을 갖춘 치료자 사이에 일련의 협력적인 상호작용이다. 치매환자나 치매 예방을 위해서 심리치료를 활용하면 상당한 효과가 있는 것으로 나타난다. 이와 같이 치매 예방을 위한 심리치료에는 미술치료, 웃음치료, 음악치료, 독서치료, 동물매개치료, 이야기치료, 글쓰기치료, 시치료, 요리치료 등이 있다. 이러한 매체를 활용한 심리치료 프로그램들을 적용한 결과, 인지기능 향상과 우울증에 효과가 있으며 치매 예방에 도움이 되는 것으로 나타났다.

1) 치매예방을 위한 미술치료

미술치료란 미술의 매체를 통해, 심리적·정서적 갈등을 완화시켜 원만하고 창조적으로 살아갈 수 있도록 도와주는 치료법이다. 미술치료는 1800년대와 1900년대 초 유럽에서 정신병리 진단의 보조도구로 사용되면서부터 시작되었다. 미술치료는 지금까지 나와 있는 심리치료법 중에서 가장 많은 연구와 임상결과를 가지고 있는 분야이다. 또한 사회적 상호관계에서 삶의 정서적 불안이나 어려운 상황을 표출하고, 때로는 내면적인 문제점을 발견하거나 해결하여 건강한 사회생활을 할 수 있도록 도움을 주는데 있다. 미술치료의 효과는 여러 가지가 있지만 주요한 사항은 다음과 같다.

가. 자유로운 그림 표현을 통해 자신의 속마음을 거부감 없이 내놓게 되고, 언어가 주는 표현의 어려움과 두려움의 완충제 역할을 해줌으로써 우울증을 감소시킨다.

나. 창조적인 미술치료 활동을 통해 불행한 감정이나 고독감을 감소시킬 수 있다. 즉 미술 결과물을 보고 성취의 뿌듯함과 기쁨을 누려, 삶에 대한 긍정적인 시각을 가지도록 한다.

다. 미술도구를 사용하여 굳어진 근육을 풀어주는 역할로 건강의 활력에 도움을 준다.

라. 미술의 시각적 집중력과 발달을 도와줌으로써 공간지각 능력을 키워준다.

마. 미술치료의 집단 활동을 통해 소속감과 집단의 공통적 어려움을 공유하게 되고 피드백을 통해 자기 내면의 감정변화의 행동에 영향을 준다

바. 그림이라는 매체를 통해 원만한 대인관계를 형성할 수 있다.

사. 미술활동의 협동의식을 통해 타인의 감정을 이해함으로써 적절한 대인관계를 개선해준다.

2) 치매예방을 위한 웃음치료

웃음치료란 웃음을 통해 자신의 신체적·감정적 상태를 표현함으로써, 즐거움을 찾고 신체적·정신적 잔존 기능을 극대화하여 긍정적인 변화를 가져오는 것을 말한다. 또한 건강한 관계를 형성하고 궁극적으로 인간의 삶의 질을 높여 행복을 찾을 수 있도록 도와준다. 무엇보다도 스트레스를 해소해주고 즐거운 감정을 불러일으키는가 하면, 원활한 혈액순환과 두통이나 허리 통증 완화에도 좋은 영향을 미친다. 또한 항체분비를 증가시켜 몸의 저항력을 강하게 하여 암을 예방할 수 있다. 이와 더불어 웃음치료는 우울증을 치료하는데 탁월한 효과가 있으며, 인지기능을 유지하거나 높이는 데도 도움이 된

다. 뿐만 아니라 긍정적인 삶으로 즐거운 마음을 갖고 살도록 해주며, 원만한 관계 유지와 혈관계 치매를 예방할 수 있도록 한다. 웃음치료는 다양한 형태로서 다음과 같은 형태로 실제되고 있다.

가. 생수웃음 : 한 손에 웃음통을 들고 다른 손에는 웃음 컵을 든 시늉을 하면서 물을 마시듯한 표정으로 웃음을 자아낸다.

나. 박장대소 : 손뼉을 치며 크게 배꼽이 빠지도록 웃는다.

다. 책상대소 : 책상을 두드리거나 발도 구르면서 웃는다

라. 사자웃음 : 혀를 길게 내밀고 눈은 뒤집으면서, 두 손은 아랫배를 치고 손은 사자 갈퀴처럼 하고, 머리는 도리도리 좌우로 흔들며 소리내어 웃는다.

마. 거울웃음 : 손바닥을 거울이라고 생각하고 손바닥을 보면서 표정을 짓고 웃는다.또다른 방법은, 양손을 가슴 앞에서 거울처럼 펼쳐놓고 거울을 보며"거울아 거울아 이 세상에서 누가 제일 예쁘니"하고 물어본 다음,"나"라고 대답한 후 크게 웃는다.

바. 펭귄웃음 : 양손을 엉덩이 골반에 손바닥을 펴서 붙이고, 엄마 펭귄을 따라다니며 입 모양은 오무리고 발동작은 보폭을 짧게 움직이면서 신나게 웃는다.

사. 핸드폰 웃음 : 핸드폰 들고 누구와 통화하듯 신나게 웃는다.

아. 칭찬웃음 : 가위바위보 진 사람이 이긴 사람을 칭찬하도록 하고, 이긴 사람은 답례로 크게 웃어준다.

자. 마음웃기 :"나는 행복해","사랑해"를 외치며 자신의 가슴을 끌어안으며 행복한 미소를 끌어낸다.

차. 파도타기 웃음 : 한 사람이 먼저 박장대소를 시작하면 차례대로 박장대소를 한다. 처음 사람은 마지막 순서가 끝날 때까지 박장대소를 하는 것으로 큰 웃음파도를 이끌어낸다.

카. 샤워웃음 : 마음의 때를 웃음으로 밀 듯이, 두 사람이 한 조가 되어 부위별로 목욕을 시킨다. 부위별로 웃음 형태를 달리하여 웃음을 끌어 올려준다.

타. 스티커를 이용한 칭찬 웃음 : 여려 가지 스티커를 이용하여 놀이와 함께 웃음을 나누는 기법이다. 서로'가위 바위 보'를 해서 스티커를 붙이면서 칭찬해주고 웃는다.

3) 치매예방을 위한 음악치료

음악치료는 음악이라는 매개체를 통하여 개인이 가진 문제를 해결하고 변화를 이끌어 내는 치료적인 과정을 말한다. 이의 표현방법은 음악듣기, 연주하기, 춤추기 등으로 이루어진다. 음악은 인간의 행동에 따른 치료적 도구이면서 자유롭게 사용될 수 있다. 음악은 환자의 내면세계를 열리도록 함으로써, 현재의 기능을 파악하여 의미있는 경험이 일어날 수 있도록 치료적인 환경을 만든다.

또한 음악은 정보 운반, 학습, 자극을 유도함으로써, 그 방법을 운용할 수 있는데 그 효과는 다음과 같이 다양하게 나타난다.

가. 시대별로 유행했던 친숙하고 익숙한 노래를 들려줌으로써, 과거의 회상력과 장기 기억력을 증진시킨다.

나. 기억과 정서를 자연스럽게 자극하기 때문에, 환자의 마음을 편안하게 이완시키는 효과로 사회적 관계증진을 도모한다.

다. 그룹 활동의 노래 부르기는 표현을 통해 서로 교감하면서 사회적인 적응력과 통합감을 높인다.

라. 음악을 듣는 활동을 통해 집중력과 주의력을 강화시킨다.

마. 타악기 연주는 신체의 감각운동을 도와주고 청각적 반응을 경험한다. 또한 노인의 우울감을 감소시킨다.

바. 악기를 연주하면 근육운동 능력을 향상시키고 신체 재활에도 효과적인 도움을 준다.

음악치료는 실제적인 상황에 따라 적용하는 틀이 다를 수 있다. 우선 우울증에 빠져있을 때는 경쾌한 음악에 대한 거부반응을 일으킬 수 있지만, 우울한 음악은 동질성의 원리에 따라 자신의 기분과 맞기 때문에 쉽게 동조하게 된다. 그래서 현재의 감정 상태와 공감이 될 음악을 먼저 들려주고, 그 감정을 충분히 승화시킨 후 밝고 경쾌한 음악을 듣게 되면 우울증에서 벗어날 수 있다.

또한 불면증이 계속 이어지는 상황이 될 경우는, 심신을 안정시켜줄 수 있는 조용하고 편안한 곡을 듣는다. 처음에는 약간 크다 싶을 정도의 음량으로 하다가 조금씩 안정되는 느낌이 들면 볼륨을 줄인다. 그리고 불안할 때는 긴장을 풀어주면서 편안한 음악을 듣게 한다. 즉 자연의 아름다움을 묘사한 경쾌한 곡들이 더 좋을 수 있다. 그러나 볼륨은 너무 크지 않는 편이 괜찮다.

4) 치매예방을 위한 독서치료

독서치료는 간단하게 독서 자료를 읽거나 들은 후에 토론이나 역할놀이, 창의적인 문제해결 등의 과정을 거쳐서 독서 자료로부터 문제에 대한 통찰력을 이끌어내도록 돕는 것이다. 독서치료는 발달이 부족하거나, 특정하게 심각한 문제를 가지고 있는 내담자를 대상으로 문제를 해결하는데 도움을 준다. 독서치료와 일반적인 독서의 차이는, 책을 읽은 후에 구체적인 활동이 반드시 함께 일어나야 한다는 점이다. 독서치료연구학회에서는 2가지 치료 방법으로 나뉘어 구분하고 있다. 우선 발달적 독서치료는 정상적인 일상의 과업에 대처하기 위해 문학작품을 활용하는 것이다. 반면에 임상적 독서치료는 정서적으로나 행동 면에서, 심하게 문제를 겪고 있는 사람들을 도와주는 개입의 형태로서 특별한 문제에 초점을 둔다.

독서치료에 사용되는 독서 자료는 문학작품, 인쇄된 글, 영화나 비디오 같은 시청각자료, 자신의 일기, 내담자 자신의 작품 등으로 치료를 통해 다음과 같은 효과를 가져온다.

가. 상담자와 내담자 간에 교류를 통해 자기 성찰을 하도록 돕고, 자신의 이미지를 파악하여 대인관계를 교정한다.
나. 집단 독서치료로 서로에게 자신을 드러내고 이해시켜 공감하게 함으로써 대인관계를 향상시킨다.
다. 작품을 이해하면서 생활의 만족도와 삶의 질을 향상시킨다.
라. 독서치료는 비용이 저렴하고 접근성이 용이한 이점이 있다.
마. 책을 읽으면서 몰입을 통해 인지기능의 강화와 우울증에서 벗어날 수 있다.

5) 치매예방을 위한 동물매개 치료

동물매개치료는 동물을 매개로 사람과 사람 사이의 커뮤니케이션을 활성화해 삶의 활력을 되찾도록 치료에 이용한다. 즉 애완동물치료라고도 하는데, 특정한 기준에 맞는 동물이 인간의 신체적·사회적·인지적 기능을 향상시키거나 관련 문제를 치료하는 것이다. 동물치료의 목적은 인간과 가장 감성적으로 접근 가능한 동물로 정신질환, 지체장애 등를 치료하는 데 있다.

이는 건강증진에 긍정적 효과를 주며 각종 스트레스 유발을 최소화시킬 수 있다. 동물 치료에 대한 효과는 다음과 같다.

가. 애완동물을 기르고 보살피면서 자연스럽게 정서적인 발달과 사회성을 높이는 데 효과가 있다.

나. 애완동물에 애착이 형성되어 건강하고 긍정적인 심리 발달과우울증 해소에 도움이 된다.

다. 동물의 욕구를 이해하려는 과정에서 타인을 이해하려는 감정이입 행동이 나타나 정서 발달과 사회성이 증가한다.

라. 어린 시절의 애완동물을 키우던 추억에서 회상력을 살리고 장기 기억력 향상에 도움이 된다.

마. 자기 효능감이나 자신감 같은 긍정적 정서를 증가시켜 심리적인 안정성을 가져다 준다.

바. 인간과 동물의 상호작용으로 건강증진을 위한 신체적 효과가 나타난다.

6) 치매예방을 위한 이야기 치료

이야기치료는 어떤 사물이나 사실, 현상에 대하여 일정한 줄거리를 가지고 말하는 것으로 치료하는 것을 말한다. 사람이 자신의 경험과 상상력을 활용하여 다른 사람이 언어화한 경험을 해석하려고 노력하는데서 치료가 이루어진다. 즉 자신의 경험에 의미를 부여하는 해석과정 자체에 초점을 두고 있다고 할 수 있다.

이야기치료는 이야기를 만들어가는 과정을 통해 문제를 해결하거나 상처가 치료되는 것이다. 이야기치료의 목표는, 문제해결보다 내담자가 자신의 경험을 이야기하면서 스스로 자신이 가지고 있는 문제를 깨닫고, 해결의 실마리를 찾도록 도와주는데 의미가 있다.

이야기치료의 효과에 대해서는 다음과 같다.

가. 자연스런 이야기를 통해 개인이 가지고 있는 다양한 문제를 해결해주는 역할을 해준다.

나. 평소에 제대로 표현하지 못했던 것을 충분히 이야기로 풀어가면서 스트레스가 해소된다.

다. 이야기를 통해 서로간의 이해심과 친밀감이 좋아진다.

라. 말을 할 수 있다는 것만으로도 외로움이나 우울증에서 벗어날 수 있다.

마. 비용이 전혀 들지 않고 장소에 구애 받지 않아 효율적이다.

7) 치매예방을 위한 글쓰기 치료

글쓰기 치료는 더 나은 건강과 행복을 위하여 반성적인 글쓰기를 사용하는 치료방법이다. 내담자에게 상처가 되었던 과거의 사건을 글로 묘사하고, 그 당시 느꼈던 감정과 그 사건을 바라보는 현재의 느낌을 함께 쓸 때 치료의 효과가 커진다. 이는 그동안 얽혀 있던 모호한 감정들이 의미있는 감정으로 재구성된다.

글쓰기 치료에는 서신왕래, 일기쓰기, 창의적 글쓰기, 시, 구조화된 글쓰기, 수필쓰기 등의 방법이 있다. 글쓰기 치료는 내담자의 경험과 내면의 감정을 솔직하게 표현하는데 초점을 두어야 한다.또한 내담자의 상처를 반복해서 구체적으로 꺼내기 때문에 고통을 줄 수 있어 주의가 필요하다, 글쓰기 쓰기의 효과는 다음과 같다.

가. 글을 쓰는 동안 여러 형태의 생각을 통해 감정 충돌을 완화시켜주고 자기 효능
　　감을 높여준다.

나. 글을 쓰면서 반성적 사고를 하고 문제해결 능력이 향상된다.

다. 글쓰기에 집중하면서 긴장을 해소시켜 스트레스를 줄여준다.

라. 글쓰기 완성으로 성취감과 자신감을 증진시켜 준다.

마. 글쓰기로 학습 및 기억능력, 집중력 강화와 언어능력 향상 등 중요한 인지기능
　　이 발달되고 감수성이 풍부해진다.

8) 치매예방을 위한 시치료

시는 꿈과 같이 인간의 무의식에 가장 가까운 언어로 우리 내면세계로 통하는 문과 같
은 역할을 한다. 독서치료에 사용한 시는 내담자의 내면의 세계를 표현하는 데 관심이
있는 반면, 시치료에서 사용하는 시는 내담자의 깊은 내면을 시의 형태로 표현하도록
도와서 통찰이 일어나도록 하는 것이다. 즉 시치료는 내담자 자신을 객관적으로 표현하
고 그 속에서 자신을 돌아볼 수 있게 해준다.

이는 외롭거나 대인관계가 제한되어 있는 환자에게 효과적이다. 또한 전에 시를 써봤
거나 좋아했던 사람에게는 더욱 적합한 방법이다. 그러나 자신의 생각이나 감정을 꺼
내놓는 것을 좋아하지 않는 환자에게는 도움이 되지 않는다. 특히 정신장애 환자나 인
격장애 등의 환자에겐 시치료를 적용시키지 않는 것이 좋다. 무엇보다 시치료는 감정
표현이 잘 이루어졌는지를 판단하고, 감정 공유가 잘 이루어지는지를 세심하게 관찰할
필요가 있다

시치료에 대한 효과는 다음과 같다.

가. 시작품은 심상이나 느낌을 자극해서 감정을 불러일으키고 정서를 풍부하게 해준다.

나. 시로 인해 일상생활 중의 작은 아름다움을 느끼게 되어 자기 자신을 인식함으로써 자기 효능감을 증가시킨다.

다. 시를 읽으면서 자기 자신에 대한 이해가 증진되어 우울증에서 벗어날 수 있다.

라. 시에 나오는 다양한 소재를 이해하면서 관대한 마음으로 발전되어 대인관계를 증진시킨다.

마. 시 작품을 접하면서 구체적인 이미지와 정보를 현실에 적용하는 능력을 키워준다.

9) 치매예방을 위한 요리치료

요리치료는 개인이 지니고 있는 긴장과 불안을 해소하며, 정신적이고 신체적인 문제를 극복하고 해결하는 데 도움을 준다. 요리를 통해 우리 내면의 정신세계와 외면의 현실세계를 구체적으로 표현해주고, 먹을 수가 있어서 강력한 치료방법이 되는 장점이 있다.

결국 요리치료는 개인적으로 다들 흥미를 가지고 있기 때문에, 즐거운 분위기에서 적극적으로 이루어진다는 것이 쉽게 접근할 수 있는 치료법이기도 하다. 또한 요리는 인간의 생리적 욕구를 충족시키는 중요한 통로이며, 생활의 한 부분으로서 심리치료가 가능한 이유가 된다.

요리치료 활동을 하면서 대근육의 발달 정도와 근력상태를 진단할 수 있고, 언어능력 수준, 인지능력, 사회적 능력, 정서 상태 등을 다양하게 진단할 수 있다. 요리치료는 모든 감정이 잘 표현되어 문제 행동 등이 자연스럽게 치료되는데 그 효과는 다음과 같다.

가. 요리치료를 통해 자연스럽게 자신의 심리적 문제를 표현함으로써 자신이 가진 문제의 불안과 긴장을 해소시킨다.

나. 좀더 긍정적이고 적극적인 방향으로 문제에 대응하도록 이끌어줌으로써, 자신이 가진 문제를 스스로 극복하게 해준다.

다. 일상의 경험과 앞으로의 생활을 재구성함으로써 정화해준다.

라. 요리를 함으로써 제품이 되기까지 인내력이 길러져 정서적인 안정감을 갖게 해준다.

마. 요리 활동을 통해 손상된 개인의 정신건강과 신체건강을 회복시켜준다.

10) 치매예방을 위한 작업치료

치매 환자가 계속 침대에 누워 있게 되면, 마음과 몸이 자극 받을 일이 없어서 더 나빠질 수 있다. 거동이 불편할지라도, 뇌에 필요한 산소를 공급할 수 있도록 바깥 공기를 쐬도록 해주어야 한다. 작업치료는 움직일 수 있을 때 소소한 것이라도 직접 마음과 몸을 늘 써야 한다는 것이다. 그 예로서 습두치료, 노동작업치료, 공예치료, 오락치료 등이 있다.

가. 치매의 습두(拾豆)치료

어린 시절 젓가락질을 배웠던 것처럼, 땅에 떨어진 콩을 줍게 하여 손의 미세한 힘의 작용을 통해 두뇌의 집중력을 높이는 치료방법이다. 치매환자 중에서도 환청증으로 어려움이 있는 분들에게 좋은 방법이 될 수 있다. 집중해서 콩을 줍다 보면 환청은 사라지고 눈과 손, 그리고 두뇌의 상호 자극이 자연스럽게 이루어진다.

나. 치매의 노동작업치료

대부분의 가족들이 치매환자에게 일상적인 일조차 시키려고 하지 않는 경향이 많다. 이는 환자의 건강과 회복을 위해서 크게 잘못된 것이다. 환자에게 일을 못하게 말릴 것이 아니라, 잘한다고 칭찬하면서 하도록 할 때 환자는 자신감과 자긍심이 생겨 뇌에 좋은 자극을 주게 된다. 집안의 일들 중에 청소, 빨래, 바느질, 쓰레기 분리수거 등 소소한 일이지만, 모두 마음과 몸에 자극이 되고 기억을 되살려줘 치매 예방과 치료에 도움이 된다.

다. 치매의 공예치료

공예치료도 환자가 예전부터 해왔던 취미라면 서툴지라도 계속하도록 하는 것이 좋다. 뜨개질, 자수 같은 것이 이에 해당된다. 외국의 영화와 드라마에서 보면, 노인분들이 휠체어에 앉아 있으면서 뜨개질하는 모습을 볼 수 있다. 공예치료는 치매환자의 정신 균형을 바로잡는데 좋은 역할이 될 수 있다.

라. 치매의 오락 및 원예치료

각종 오락 활동을 통해 신체와 두뇌를 자극해서 기억력과 인지기능을 강화시킴으로써, 치매를 예방하고 치료하는데 도움을 준다. 오락하는 동안 마음과 몸의 휴식과 즐거움을 안겨주는 효과를 줄 수 있다는 얘기다. 이는 도파민, 세로토닌과 같은 신경 전달물질이 잘 분비되도록 해서 두뇌의 기억 회로를 열어주는 계기가 되기 때문이다. 예를 들면, 강가와 호수에서의 여유로운 낚시, 연날리기, 팽이치기, 꽃이나 관상수 키우기, 과수·채소 재배하기 등이 있다. 또한 오락치료에는 바둑이나 장기 등이 있을 수 있다.

5. 치매예방의 운동치료 방법은?

1) 치매예방을 위한 운동요법

운동요법이란 신체의 운동을 통하여 질병이나 그 후유증을 치료하는 방법을 말한다. 노인들에게는 신체의 구조 및 기능의 저하를 예방하고 질병이나 손상된 기능을 회복하며, 체력을 개선하여 치매에 도움이 된다. 운동요법의 효과는 다음과 같다.

가. 자발적 참여로 협동정신을 함양시켜 준다.

나. 친목도모의 효과가 있어 소외와 고독에서 벗어나게 해준다.

다. 심신의 피로 및 휴양에 효과적이다.

라. 스트레스 해소와 단조로운 생활에서 벗어나게 해준다.

마. 자신감 향상 및 심리적 안정감을 준다.

바. 건전한 여가 선용을 가능하게 해준다.

사. 순발력, 지구력, 근력, 평형감각 등 신체적 건강을 이룬다.

아. 집중력·기억력·지각능력, 청력·시력 등을 증진시킨다.

자. 심폐기능의 향상 및 뇌혈관의 손상 위험을 줄여준다.

차. 치매 발병률이 낮아지고 진행과정을 늦추는 효과가 있다.

카. 혈압·당뇨·고지혈증 등의 만성질환 치료와 예방이 된다.

타. 뇌 혈류량 증가로 인지기능의 장애 예방과 손상을 낮춘다.

파. 노인의 우울증세를 호전시키고 뇌혈관 손상 위험을 줄인다.

2) 치매예방을 위해 필요한 체력

치매 예방을 위해 필요한 체력에는 여러 가지가 있겠으나, 근력, 지구력, 유연성, 순발력, 민첩성, 평형성 등이 필요하다.

가. 근력

근력이란 근육이 한 번에 최대로 낼 수 있는 힘을 말한다. 근력은 전반적인 신체활동을 자유롭게 해주고, 각종 질병에 대한 저항력을 키워주며, 건강하고 활기찬 생활을 할 수 있게 해준다. 노인들의 근력을 높이기 위해서는 기어가기, 버티기, 밀기, 당기기, 끌기, 걷기, 뛰기, 무릎 들어올리기, 계단 오르기, 팔굽혀 펴기, 장애물 넘기 등이 효과적이다.

나. 지구력

지구력에는 근지구력과 전신지구력이 있다. 근지구력은 저항에 대해 반복하여 힘을 내거나 수축을 지속적으로 할 수 있는 능력이다. 전신지구력은 격렬한 전신운동을 장시간 계속하는 능력을 말한다. 지구력을 높이기 위해서는 매달리기, 턱걸이, 밀기, 버티기. 오래 걷기, 계단 오르기, 율동, 수영 등이 효과를 준다.

다. 유연성

유연성은 몸의 균형을 잡거나 바른 자세를 취할 때뿐만 아니라, 운동을 수행하는데 크게 작용하는 체력요소를 말한다. 유연성은 근육을 부드럽고 효율적으로 움직이는 데는 필수적이다. 유연성이 생기면 근육에 탄력이 생기며, 관절의 가동 범위가 확대되어 할 수 있는 운동이 증가하게 된다. 노인들의 유연성을 높이기 위해서는 의자에 앉아 다리 올리기, 의자 잡고 상체 굽히기, 팔 굽혀펴기, 벽잡고 다리 굽히기, 몸 앞·뒤·옆으로 굽히기, 몸 흔들거나 비틀기, 체조 등이 있다.

라. 순발력

순발력이란 근력을 단시간 내에 최고로 발휘하는 능력이다. 노인의 순발력을 높이기 위해 지그재그 걷기, 들어올리기, 장애물 넘기, 줄넘기, 공 던지기, 게이트 볼 등이 좋다.

마. 민첩성

민첩성이란 신체의 일부 또는 전체를 신속하게 움직이든가 방향을 바꾸는 능력을 말한다. 노인들의 민첩성을 높이기 위해서는 작은 출입구 빠져나가기, 발을 재빨리 차올리기, 제기차기, 신속히 눕고 일어서기, 지그재그 걷기, 게이트 볼 등이 효과적이다.

바. 평형성

평형성이란 신체의 균형을 유지하는 능력을 말한다. 노인들의 평형성을 높이기 위해서는 평균대 걷기, 긴 줄 걷기, 한 발로 서기, 징검다리 걷기 등이 있다.

3) 치매예방을 위한 유산소 운동

유산소 운동이란 필요한 에너지를 위해 산소를 이용하여 운동함으로써, 숨이 차지 않으며 큰 힘을 들이지 않고도 할 수 있는 운동을 말한다. 몸 안에 최대한 많은 양의 산소를 공급시켜 심장과 폐의 기능을 향상시킨다. 특히 혈관조직을 강하게 만드는 혈관성 치매예방에 더 효과적이다.

또한 유산소 운동은 대사과정을 통해 오랜시간 운동을 지속할 수 있어서 치매예방에 도움이 된다. 다만 자신의 체력에 맞는 운동 선택이 필요하다. 노인들에게 맞는 유산소 운동에는 걷기, 수영과 수중운동, 에어로빅, 가볍게 달리기, 게이트 볼 등이 있다.

〈표 5-3〉 일상생활의 유산소 운동과 열량 소모량

구분	kcal/kg/min	운 동	kcal/kg/min
자전거타기(천천히)	0.042	노래 부르기	0.013
청소	0.030	앉아있기	0.007
요리	0.015	탁구	0.073
춤(빠른속도)	0.148	피아노 연습	0.018
춤(느린속도)	0.050	달리기(보통속도)	0.173
식사	0.007	서있기(편한 상태)	0.057
장보기	0.040	걷기(빠른 속도)	0.034
골프	0.065	수영(보통 속도)	0.132
체조나 스트레칭	0.046	계단 내려가기	0.012
걷기(보통속도)	0.039	계단 오르기	0.036
빨래(가벼운 세탁물)	0.022		

※ 자료 제공 :「아동비만 119」전도근 저

가. 걷기

걷기 운동은 가장 강도가 낮으면서 쉬운 운동 중의 하나다. 그리고 언제 어디서나 혼자서 할 수 있는 경제적인 운동이다. 걷기는 속도를 좀 빨리하여 걸어서 땀이 날 정도로 걷는 것이 더 효과를 낼 수 있다. 걷기로 치매를 예방하기 위해서는 하루 1시간 정도는 걸어야 하며, 운동량을 걸음수로 환산하면 약 5천보 걸음에 해당한다.

나. 수영과 수중 운동

수영과 수중운동은 걷기보다는 열량을 더 많이 소비하는 운동이지만, 부력효과로 지상에서의 운동에 비해 관절 부담을 적게 받는 이점이 있다. 이 운동은 근육과 심장에 좋으며 폐 기능을 증진시킨다. 하루 열량 100㎉를 소모시키려면 15분을 수영해야 한다.

다. 에어로빅

에어로빅은 기초체력 단련을 위한 동작에 춤과 음악을 곁들여서 흥미가 있는 운동이다. 심장이 강화되고 체중 감량은 물론 근육 강화 등에 효과가 있다. 몸을 빠르게 움직이면서 하는 유산소 운동이므로 신체 능력 향상에 도움이 된다. 그러나 노인들에게는 무리함이 없이 체력에 걸맞는 가벼운 에어로빅을 하는 게 좋다.

4) 치매예방을 위한 스트레칭

스트레칭은 관절의 가동범위를 향상시키는데 도움이 된다. 적어도 주 3회 이상 실시하고 하루 열량 100㎉를 소모시키려면 30분 이상 해야 한다. 스트레칭은 자세에 따라 달리 할 수 있는데, 누워서 하거나, 앉아서, 서서 하는 방식으로 달리 적용할 수 있다.

가. 누워서 하는 스트레칭

① 누운 상태에서 다리를 대(大)자로 편다. 양팔은 깍지를 낀채 위로 올리고 쭉 펴며 힘을 줘서 10초간 유지한다.

② 누운 상태로 양팔을 수평으로 벌린다. 오른쪽 다리를 90도 각도로 유지한 후 왼쪽으로 몸을 틀어준다. 얼굴은 오른쪽을 보고 10초간 유지한다. 반대쪽 다리도 같은 방법으로 한다.

③ 엎드린 자세에서 상체를 위로 들어 올린다. 얼굴은 위를 향하고 10초간 유지한다.

나. 앉아서 하는 스트레칭

① 양반다리로 앉은 후 허리를 세우고, 상체와 얼굴이 일직선이 되게 하여 오른쪽으로 돌린다. 10초간 유지한 후 왼쪽으로도 같은 방법으로 한다.

② 양다리를 앞으로 쭉 펴고 천천히 상체를 앞으로 숙여 양손을 발끝으로 가져간다. 10초간 유지한 후 상체를 올린다.

③ 양다리를 최대한 벌리고 발가락 끝에 힘을 준다. 양팔을 나란히 펴고 왼쪽 팔을 머리 위로, 오른쪽 팔은 왼쪽 옆구리를 향한다. 10초간 유지한 후 같은 방법으로 양손

위치를 바꿔서 진행한다.

다. 서서 하는 스트레칭

① 다리는 어깨 넓이로 벌리고 양쪽 팔을 위로 올린 후 두 팔을 깍지 낀 상태로 힘을 준다. 두 손을 깍지 낀 채 오른쪽으로 향하고 10초간 유지한 후 다시 왼쪽으로 한다.

② 양쪽 다리를 어깨보다 넓게 벌리고 무릎을 구부린다. 양손을 양쪽 무릎 위에 올려놓고 앉은 자세를 취한다. 오른쪽 무릎 안쪽을 바깥으로 밀면서 오른쪽 어깨쪽으로 고개를 돌리고 10초간 유지한다. 같은 방법으로 왼쪽도 실시한다.

③ 다리를 어깨 넓이로 벌리고 양팔을 등 뒤로 가져가 깍지를 낀다. 시선을 위로 향한 채 가슴을 펴고 양팔을 뒤로 깍지를 낀 채 들어올린다. 10초간 유지한다.

5) 치매예방을 위한 레크레이션

노인을 위한 레크레이션은 무엇보다도 노인들의 욕구를 파악하는 것이 중요하며, 노인의 특징에 적합한 프로그램을 선정하는 것이 필요하다. 노인이라고 반드시 수동적인 프로그램을 원하는 것이 아니며, 개인차가 있고 개인적으로 이용할 수 있는 활동을 구상하거나, 경제적인 문제를 고려하여 사회적 기능을 최대한 발휘할 수 있는 활동을 하도록 한다.

특히 치매 노인의 경우 레크레이션 할동이 즐거움과 여가를 위한 것이라기보다는, 치료적인 의미를 수반하기 때문에 프로그램의 선정과 지도에 각별한 주의를 하여야 한다. 치매 노인에 대한 중재에 있어 가장 중요한 것은 개개인에 대한 관심과 이해이며, 가능한 개별적인 접근이 필요하다.

존엄성을 인정하고 최대한 예의를 갖추어야 하며, 신체적·정신적인 능력을 고려하여 복잡한 활동보다는 효과적인 측면에서 선택하여야 한다. 또한 지속적으로 노인들의 욕구를 알아내고, 그 욕구를 최대한 발산할 수 있는 기회를 마련해 준다.

치매 노인을 위한 활동 프로그램의 주요 목적은, 환자의 남아 있는 기능을 극대화하는 구조적이고 안전한 활동을 개발하는 것이다. 구체적인 목표는 회상 및 기억력 증대, 언어 및 비언어적 상호작용을 위한 기회 증대, 신체적 긴장과 동요의 감소, 어느 정도의 자치력을 유지하도록 하는 지원, 가치감의 강화, 인지적·신체적 기능의 쇠퇴에 적응하도록 하는 것이다.

가. 노인 재활 레크레이션

① 노인 레크레이션의 필요성

일반적으로 노인들은 신체적으로 체력이 약화되어 활동 수행능력이 떨어지며, 정신적으로 소외감과 고독감을 느끼고 사회적으로 경제적 상실과 열등감 등으로 인해 각종 질병에 노출되기 쉽다. 이에 기억력 혼란, 성격 및 행동 변화, 판단력, 사고력 저하 등으로 일상생활이 어려워지고 자신을 통제하거나 보호할 수 없는 상태에 이르게 된다. 이 때 필요한 것이 레크레이션을 통한 위로와 격려, 용기를 주는 것이다.

② 노인의 신체적, 심리적, 사회적 변화의 특성

▷ 노인의 신체적 변화

- 대뇌와 신경세포의 감소로 인지기능 저하

- 신체 대상기능의 저하

- 탄수화물 대사율 증가로 인한 혈당량의 증가

- 연골조직 퇴화로 인한 관절염 증가 및 운동능력 감퇴

- 개별 세포의 활동력 쇠퇴로 신체 수행력 감소

▷ 노인의 심리적 변화

- 건강쇠퇴. 경제 불안, 생활의 부적응에서 오는 불안과 초조

- 사회적 신분과 경제능력의 상실로 인한 열등감 증대

- 개인의 자주성 상실로 인한 의존심 증대

- 신체적 쾌락에 대한 흥미 저조

▷ 노인의 사회적 변화

- 사회적 지위와 권위의 하락

- 사별 등으로 인한 사회적 고독감 발생

- 신체적으로 건강하지 못한 노인의 여가생활 소외

- 권력의 감퇴와 경제적 능력의 변화

③ 노인 레크레이션의 효과

일반적으로 노인 레크레이션을 통해서는 기초 체력을 향상하고, 신체활동 증진에

기여할 수 있다. 또한 인간관계 증진 및 자신감을 회복시킬 수 있으며, 사회 활동적인 삶을 영위하는데 도움을 준다. 그리고 노년기 관련 질병 예방과 치매예방, 심혈관계 등 건강상의 전반적인 활성화에 기여한다. 각 부분별로 나타나는 레크레이션의 효과는 다음과 같다

▷ 신체적 효과

- 인지능력 향상 : 기억력 증진과 치매 예방

- 생활기능 향상 : 일상생활의 활동 능력 향상

- 조기 사망률 감소 : 각종 질병으로 인한 사망률 축소

- 면역기능 강화 : 활동으로 인한 면역력 증가 및 질병 예방

▷ 심리적 효과

- 기분상태 증진 및 우울증 해소

- 삶의 만족도 제고 및 삶의 질 향상

- 정신 건강에 긍정적인 영향 등 시너지 효과

- 심리적 웰빙의 증대와 자아 통찰력 강화

▷ 사회적 효과

- 사회적 통찰의 향상 : 노인의 사회적 참여에 간접적인 역할

- 새로운 친구 맺기 : 네트워크를 통한 새로운 인간관계 형성

- 환경에 적응할 역할 습득 : 활동을 통한 환경 적응력 제고

- 세대간 연계 기능 강화 : 구성원간의 결합으로 세대간 연결

④ 치매예방 레크레이션 기법

▷ 엄지 바꿔

- 오른손은 엄지, 왼손은 애지(새끼손가락)을 편다.
- 지도자가'바꿔'하면 엄지와 애지의 양손을 다 바꾼다.(익숙해지면 속도를 빠르게
  진행한다)

▷ 큰 공, 작은 공

- 지도자를 따라서 손을 둥글게 하여 큰 공의 형태를 가슴 앞으로 당겨와서 작은
  공으로 만든다.
- 익숙해지면 사회자가 반대로 하게 한다.

▷ 코코코

- 지도자는 오른손 검지손가락을 코에 대고'코코코'하고 구령을 외친다.
- 지도자 신호에 따라 오른손 검지를 코에 대고'코코코'하고 따라한다.
- 지도자는 '코코코'하고 하다가'눈', '머리', '턱' 등과 같은 방법으로 진행한다.
- 지도자는 '코코코'하면서 '이마'를 만지고'눈'하고 다른 부위를 만짐으로써 혼동을
  유도하도록 한다.

▷ 손가락 맞추기

- 지도자와 대상이 동시에 손가락 하나를 내밀어서, 같은 손가락을 내민 사람에게
  기회를 주어 최종 진출자를 가리는 게임으로 진행한다.
- 진행하면서 단순하게 주먹을 쥐고 펴고 하거나, 손가락 열 개를 보이는 등 혼동을
  유발토록 한다.

▷ 반대 동작

- 지도자가 두 손을 위로 올리면서 '위로'라고 말하면, 대상은 두 손을 아래로 내리면서 '아래로'라고 답한다.
- '안으로', '밖으로'도 똑같은 방법으로 한다. 벌칙 대상이나 무대로 불러내고자 하는 사람의 앞에서 동작을 빨리 하면 지도자와 같은 동작이 나온다.
- '위로 위로', '아래로 아래로', '위로 아래로', '밖으로 안으로' 등 동작을 늘리거나 리듬을 타면 더 재미있다.

▷ 쥐고 펴고

- 지도자가 동작과 함께 '쥐고'라고 외치면, 대상은 동작과 함께 '펴고'라고 답한다.
- '쥐고 쥐고', '쥐고 펴고' 등 방식을 달리 해본다.
- 빠르고 혼란스럽게 하여 대상의 실수를 유도한다.

▷ 코 잡고 귀 잡고

- 오른손으로 코를 잡고 왼손으로 오른쪽 귀를 잡는다.
- 지도자가 '바꿔'하면 반대로 오른손은 왼쪽 귀를 잡고 왼손은 코를 잡는다.
- 이 동작을 여러번 반복해서 진행한다

▷ 색종이 뒤집기

- 앞면과 뒷면이 색깔이 다른 색종이를 여기저기 바닥에다 흩어놓는다.
- 각 팀은 자기 팀의 색깔을 정하고 두 팀의 대결로 한다.
- 지도자의 신호가 떨어지면 각 팀은 색종이를 무조건 자기 팀의 색깔로 뒤집어 놓는다.

- 제한 시간 내에 자기 팀의 색종이 색깔이 많은 팀이 이긴다.

▷ 거울이 되어

- 두 팀은 일렬종대로 서서 마주 보도록 한다.

- 한 쪽 팀에서는 각기 자유롭게 동작을 취한다.

- 몸을 많이 움직여서 어렵고 재미있는 동작을 만들고 바꾼다.

- 가장 재미있는 동작과 거울처럼 똑같이 잘한 사람을 뽑는다.

▷ 콩 옮기기

- 모두에게 나무젓가락과 은박지접시를 하나씩 나눠준다.

- 지도자의 신호가 떨어지면 각 팀의 처음 사람은 사회자에게 가서 나무젓가락으로 콩
  10개를 집어 접시에 담아온다.

- 맨 처음 사람은 옆 사람에게 접시를 내밀고, 옆 사람은 나무젓가락으로 콩을 집어
  자기 접시에 다 옮긴다.

- 맨 마지막 사람에게 콩을 가장 먼저 옮기는 팀이 이긴다.

7) 치매예방을 위한 박수치기

손은 다양한 신체기관과 연결되어 박수를 친 동작으로 자극해서 건강에 도움을 준다.
박수를 치면 다음과 같은 효과가 있다.

가. 손에는 14개의 기맥과 340여개의 경혈이 있어 손과 연결된 내장 및 각 기관을
   자극함으로써, 갖가지 질병을 예방하고 치료하는데 효과가 있다.

나. 동작은 10초에 60회 정도 빠른 속도로 쳐야 효과가 있다.

다. 치다가 아픈 부위가 있는 경우는 집중해서 30초~1분 가량 연속해서 치면 효과가

나타난다.

라. 박수가 머리부터 발까지 운동 효과가 있으므로, 혈액순환과 신진대사 촉진은 물론 전신운동을 하는 듯한 효과를 준다.

① 손바닥 박수 : 당뇨합병증 예방

② 손가락 박수 : 비염 예방 및 치료 효과

③ 달걀(손가락 끝) 박수 : 중풍이나 치매 예방

④ 손등 박수 : 요통에 효과

⑤ 주먹 박수 : 두통 및 어깨 통증에 효과

⑥ 먹보 박수 : 혈액순환 개선 및 폐 기능 강화

⑦ 목 뒤 박수 : 어깨 피로 회복

⑧ 머리 위·아래, 몸통 앞·뒤 박수 : 집중력, 유연성 증가, 당뇨 합병증 예방

6. 치매예방의 식습관치료 방법은?

1) 식품이 뇌에 미치는 영향

지금까지 밝혀진 연구에 의하면 뇌혈관을 노화시키고, 뇌세포의 활동을 저하시키는 주된 원인이 바로 식생활에 있다. 뇌는 생후 6개월 동안이 가장 빠르게 성장하여 출생 때에 비해 약 2배로 커지고, 7~8세에 성인의 뇌 무게 90%가지 성장한다. 24세 전후에서 두뇌의 성장이 완성되며 더 이상 성장을 멈추게 된다. 뇌 세포는 갓난 아기 때에 이미 약 140억개인데, 이 숫자는 신체가 성장해도 늘어나지 않으며 오히려 뇌세포가 죽는 것으로 알려져 있다.

두뇌의 활성화에 있어서 가장 중요한 것은 올바른 영양을 섭취하는 것이다. 실제로 두뇌의 기능을 높이는 영양소들이 많이 들어있는 호두, 등 푸른 생선, 콩, 해조류 등의 식품은 뇌의 기능을 활성화하거나 기능을 유지하는데 도움이 되는 것으로 알려져 있다. 특히 혈관성 치매는 기름기가 많은 육식 중심의 식생활에서 오는 콜스테롤의 증가나 염분이 많은 식생활로, 육체와 뇌세포의 노화를 촉진하는 요인으로 작용하고 있다.

2) 치매예방을 위한 영양 관리의 필요성

치매를 앓는 노인들을 살펴보면 대부분 영양실조인 경우가 많다. 치매환자는 노화로 인해 영양대사 능력이 감소되어 있고, 여러 가지 신체적 질병을 함께 가지고 있을 가능성이 많기 때문에 어떤 환자보다도 영양관리가 중요하다. 치매에 좋은 음식과 치매를 예방하는 식습관을 통해, 치매를 관리하는 사람들은 그렇지 않은 사람들에 비해 치매 위험을 줄이는 결과가 나타나고 있다.

노인들에게 5대 영양소(단백질, 칼슘, 무기질과 비타민, 당지, 지방)는 치매를 예방하는데 반드시 필요한 영양소이다. 노인들이 섭취해야 할 영양소는 활동이 왕성한 성인의 75~80% 수준으로 섭취 해야 한다. 영양이 부족하면 건강도 나빠지며 합병증은 물론 치매가 더욱 빨리 찾아오게 된다. 결국 치매를 예방하기 위해서는 우리 몸의 기능을 최대한 유지하도록 영양관리가 절대 필요하다.

3) 치매예방을 위해 필요한 영양소

치매를 예방하기 위해서는 필수적으로 영양을 잘 관리해야 한다. 특히 노인들의 치매예방에 있어 영양이 골고루 공급될 수 있도록 식품 구성탑에 신경을 써야 한다. 식품구성탑이란 식품을 다섯 가지 군으로 분류해 균형된 식사를 할 수 있도록 만든 계획표이다.

가. 곡류 및 전분규군

밥, 국수, 식빵, 떡 등의 곡류 및 전분류이다. 이는 적게 먹으면 체중이 줄고 몸이 허약해지지만, 과잉 섭취 시는 비만이 온다.

나. 채소 및 과일군

시금치, 콩나물, 김치, 느타리버섯, 물미역, 감자, 귤, 토마토 등의 채소 과일군은, 우리 몸 각 부분의 기능을 조절해주고 질병을 이길 수 있는 에너지를 준다. 부족할 때는 피로를 느끼고 무기력해진다.

다. 고기·생선·계란·콩류군

고기, 닭, 생선, 두부, 계란 등의 콩류군은 우리 몸의 피와 살을 만들고, 뇌의 발달을 돕는다. 부족할 때는 운동을 하기 어려우며 쉽게 기력이 떨어진다.

라. 우유 및 유제품류

우유, 치즈, 요구르트, 아이스크림 등의 우유 및 유제품은 우리 몸의 뼈와 이를 튼튼하게 하고, 신경을 안정시켜 준다. 부족할 때는 뼈가 약해진다.

마. 유지·견과 및 당류

식용유, 버터. 마요네츠, 탄산음료, 설탕 등의 유지 및 당류군은 우리 몸에서 힘을 내고 체온을 유지시켜 준다. 치매를 예방하기 위해서는 오메가3나 올리브유 같은 기름의 섭취가 필요하다. 이와 더불어 뇌의 기능 활성화를 돕는 견과류를 지속적으로 먹는 것이 좋다.

4) 치매예방을 위한 식단 구성

식품 구성탑에 근거하여 치매 예방과 지연을 위하여 식단을 구성할 때는 다음 사항을 유의하는 것이 좋다.

가. 식사는 식이섬유가 많은 현미나 잡곡, 콩이 들어간 밥을 제공하는 것이 좋다.

나. 국은 된장, 두부, 미역이 들어간 조리로서 소금의 양을 적게 하여 심심하게 한다.

다. 반찬에 계란이나 생선, 다진 고기, 콩을 사용하여 씹기가 좋은 반찬을 제공하는 것이 좋다.

라. 반찬에는 필히 채소가 들어있는 반찬을 한 가지씩 제공한다.

마. 간식으로 과일, 요구르트, 고구마, 견과류 등을 제공한다.

5) 알츠하이머병 치매예방을 위한 식단

알츠하이머형 치매와 같은 퇴행성 치매 예방에 특출한 방법은 없다. 그러나 적색육, 가공육, 정제된 곡물, 고칼로리가 특징인 서구식 식단 등을 섭취하게 되면, 베타 아밀로이드 단백질이 뇌에 쌓이게 되어 치매 발생률을 높이는 것으로 알려져 있다.

미국 콜롬비아대학 연구진이 분석한 결과, 오메가3 지방산과 비타민을 많이 섭취한 노인은 그렇지 않은 노인보다 치매를 겪을 위험이 40%정도 더 낮은 것으로 나타났다.

한편 미국 시카고 러쉬대학 연구팀에서는 '마인드'식단을 개발하여 연구한 결과, 알츠하이머병 치매의 의험률이 54%나 낮은 것으로 나타났다. '마인드(MIND : MediterraneanDASH Intervention for Neurodegenerative Delay)'는 지중해

식단과 고혈압 환자를 위한 DASH(The Dietary Approaches Syop Hypertension) 식이요법을 합친 식단이다.

마인드 식단의 특징은 녹색 잎 채소, 견과류, 열매, 콩, 전체 곡물, 생선, 가금류, 올리브기름, 와인 등 총 10가지 식품군을 먹는 것으로 되어 있다.

가. 단백질

마인드 식단에선 단백질의 섭취가 중요하여 단백질이 풍부한 콩류를 일주일에 최소 세 번을 섭취하도록 하고 있다.

나. 채소

채소는 항산화 물질이 풍부하여 항염과 항산화 효과가 있기 때문에 하루 식사에서 두 번씩 채소를 섭취하도록 하고 있다.

다. 견과류

견과류는 지방 함량이 높아 뇌 건강을 위해 필수 간식으로 여겨지며, 일주일에 다섯 번 섭취를 권하고 있다.

라. 베리류

블루베리, 라즈베리 등 각종 베리류는 강력한 항산화제가 풍부해 일주일에 두 번 이상 섭취하는 것을 권하고 있다.

　마. 올리브 오일

　올리브 오일은 뇌에 좋은 영향을 주기 때문에 자주 먹는 것이 좋다. 모든 요리에 오일을 사용하도록 권하고 있다. 이는 기억력을 향상시키는 화학물질의 함유로 알츠하이머병 위험을 감소시킨다.

　바. 와인

　와인은 뇌 건강을 향상시켜 주는 것으로 하루 한 잔 정도 섭취하는 것이 좋다. 포도에 풍부한 뇌 조직의 노화를 늦추는 성분이 함유되어 있기 때문이다.

6) 혈관성 치매예방을 위한 식단

　혈관성 치매는 뇌혈관 장애로부터 이차적으로 뇌세포에 변성을 일으켜, 뇌혈관이 막히거나 좁아진 것이 원인이 되어 혈액의 양이 줄거나 막혀 발생하게 된다. 또한 노화의 주범인 활성산소도 뇌세포 노화와 혈관 노화의 원인이 된다. 뇌의 노화를 늦추는 식단의 핵심은 동맥경화를 예방하고, 뇌세포에 충분한 영양을 공급하며, 나쁜 활성산소의 생성을 줄이거나 제거하는 데에 있다. 뇌의 노화 원인을 보면 다음과 같다.

　가. 과식이나 육류의 과다 섭취는 비만, 고혈당, 고지혈증, 고혈압 등과 함께 동맥경화 및 뇌경색을 일으키는 원인이 된다.
　나. 과다한 염분 섭취는 고혈압을 악화시키고 동맥경화를 가속화시켜 뇌에 나쁜

영향을 준다.

다. 육류의 기름에는 포화지방산과 콜레스테롤이 다량 함유되어 작은 혈관을 좁게 하거나 막히게 해 치매를 유발하게 된다.

라. 활성산소는 불안정하여 산화작용을 일으키고 신진대사를 방해하여, 세포가 활력을 잃고 노화 촉진으로 인해 뇌에 나쁜 영향을 준다.

결론적으로 혈관성 치매를 예방하기 위해서는 무엇보다 혈관을 건강하게 하고 신선한 혈액을 공급해야 하는데, 이를 위해서는 다음과 같은 식사를 하는 것이 좋다.

▷ 육식보다는 채식을 주로 섭취해야 한다.

▷ 몸에 좋은 오메가3나 올리브 오일을 먹는 것이 좋다.

▷ 모든 음식에서 염분을 줄여서 음식을 덜 짜게 먹어야 한다.

▷ 항산화 물질이 많이 들어있는 채소나 과일을 섭취해야 한다.

【참고 5-4】 뇌세포 건강 음식 및 10대 슈퍼푸드

□ 뇌세포 건강을 위한 치매 권위자가 추천한 좋은 음식

– 세계적인 치매 권위자 브뤼노벨라스 교수 –

▶ 연어, 정어리, 참치, 고등어 등의 등푸른 생선을 먹어라. 오메가3가 풍부하게 함유되어 있어 뇌세포의 수명을 연장한다.

▶ 시금치, 브로콜리 등의 녹황색 채소와 블루베리, 토마토, 마늘, 양파, 카레 등을 챙겨 먹어라. 항산화 효소가 탁월해 뇌세포의 노화를 막아준다.

▶ 사과와 오렌지를 비롯해 현미, 보리, 통밀 등 도정이 안 된 곡물과 호두 등의 견과류, 우유와 치즈를 섭취하라. 비타민 B가 많이 들어 있어 뇌세포의 건강을 돕는다.

□ 타임지가 선정한 10대 슈퍼푸드(Super Fluouys)의 얘기

보통 슈퍼푸드라고 얘기하면, 2002년 미국 타임지에서 이야기 한 세계 10대 슈퍼푸드를 이야기 한다. 슈퍼푸드(Super Fluouys)란 용어는, 미국 식품영양학 권위자인 스티븐 G.프렛 박사가 그의 저서「난 슈퍼푸드를 먹는다」에서 처음으로 언급했다. 그는 세계 장수 지역을 돌아보고, 식단에서 공통적으로 등장하는 14가지의 식품을 발표하면서 쓰기 시작한 것이다. 이 슈퍼푸드는 세 가지의 특징이 있는 식품이다.

첫째, 각종 영양소가 풍부하고 콜레스트롤이 적은 식품이다.

둘째, 인체에 쌓인 독소를 해독하고 활성 산소를 제거한 항산화 작용을 하는 식품이다.

셋째, 면역력을 증가시키고 노화를 억제시키는 식품이다.

이와 같은 특징을 고려해 선정한 10가지 슈퍼푸드의 종류 및 효과는 아래 〈표 5-4〉와 같다.

〈표 5-4〉 타임지가 선정한 10대 슈퍼푸드

품목	효과	품목	효과
블루베리	혈관계 질환 예방 등	토마토	노화 개선 등
브로콜리	백내장 예방 등	마늘	살균, 항암효과 등
귀리	당뇨 예방 등	녹차	골다공증 예방 등
연어	심장병 예방 등	견과류	혈관계 질환 예방 등
시금치	시력 개선 등	레드와인	심장병, 노화방지 등

Tip7. 연령대별 치매 예방 실천법

국내 대표 치매 전문의 3인에게 "당신이 지금 OO살이며 치매 예방을 위해 무엇을 하겠는가?"라고 물었다. 아래 사항들은 그들이 추천한 연령대별 활동을 통해 뇌를 긍정적으로 자극하고 튼튼하게 단련하는 실천법이 되겠다.

▶ 10대 / 뇌세포가 성장하는 시기

- 학습에 집중해 뇌세포 신경을 촘촘하게 만든다.
- 여행이나 현장학습 등 다양한 경험으로 뇌세포를 성장시킨다.
- 악기를 배워 기억을 담당하는 부분에 자극을 준다.

▶ 20대 / 술 처음 접하는 시기

- 잘못된 음주 습관을 경계해 뇌세포의 파괴를 막는다(20대에 길들인 과음과 폭음 습관이 60대의 노인성 치매로 이어진다.)

▶ 30~40대 / 노화 빨라지고 학습 기회 사라지는 시기

- 암기가 있는 새로운 운동을 꾸준히 해 뇌세포를 자극한다.(운동과 학습을 동시에 하는 태권도, 검도, 댄스스포츠 등 권장)
- 한 번 가본 길은 네비게이션을 보지 말고 뇌를 활용한다.(스마트 기기는 뇌세포 노화의 주범)
- 잠자기 전 10분 동안 10줄짜리 일기를 써 학습의 효과를 본다.

▶ 50~60대 이상 / 치매 경보 발령하는 시기

- 5년 주기 건강검진 때 뇌 사진으로 치매 진행 여부를 확인한다.

- 봉사 및 취미활동 등 은퇴 후에도 적극적 사회생활로 소통한다.

- 외국어 또는 한글을 배워 기억력의 감퇴 속도를 늦춘다.

- 신문이나 책 요약하기, 기행문 쓰기 등으로 기억력을 살린다.

Tip8. 치매예방 수칙 3-3-3과 10계명

1. 치매예방 수칙 3-3-3(3권/3금/3행)

【3권(勸, 즐길 것) / 3금(禁, 참을 것) / 3행(行, 챙길 것)】

= 간단한 생활습관의 변화를 통해서도 치매의 발병 위험을 낮출 수 있다 =

〈표 5-4〉 타임지가 선정한 10대 슈퍼푸드

3권(勸, 즐길 것)		
1. 운 동	2. 식 사	3. 독서
1. 일주일에 3번 이상 걷기 2. 5층이하 계단 이용하기 3. 버스 한 정거장 정도는 걸어가기	1. 생선과 채소를 골고루 먹기 2. 식사는 거르지 않기 3. 기름 음식 피하고 싱겁게 먹기	1. 부지런히 읽고 쓰기 (틈 날 때마다 책이나 신문 읽고, 글쓰기)

3금(禁, 참을 것)		
1. 절 주	2. 금 연	3. 뇌손상 예방
1.술은 한번에 3잔 보다 적게 마시기 2. 다른 사람에게 술 권하지 않기	1. 담배 끊기	1. 뇌 손상 유의 2. 운동할 때 보호장구 착용하기 3. 뇌 다쳤을 경우 바로 검사 받기

3행(行, 챙길 것)		
1. 건강검진	2. 소 통	3. 치매 조기발견
1. 혈압, 혈당, 콜레스트롤 정기적 체크하기(고혈압, 당뇨병, 비만)	1. 가족, 친구 자주 만나 대화하기 2. 단체 활동과 생활하기	1. 매년 보건소에서 치매 조기 검진 받기 2. 치매 초기증상을 미리 알아두기

2. 치매예방 수칙 10계명(보건복지부 발표)

1. 담배, 당신의 뇌까지 태울 수 있습니다.

2. 과도한 음주, 당신의 뇌까지 삼켜버립니다.

3. 건강하게 먹어야 뇌도 건강해집니다.

4. 머리, 가만히 놀려두지 마세요.

5. 손과 입을 바쁘게 움직이세요.

6. 규칙적인 운동은 뇌를 지키는 보루입니다.

7. 많이 만나고 자주 어울리세요.

8. 치매, 의심되면 바로 무료 조기검진을 받으세요.

9. 치매가 진단되면 하루 빨리 치료를 시작하세요.

10. 치매 치료는 꾸준하고 적극적으로 하세요.

Tip9. 치매 예방에 좋은(나쁜) 습관

치매는 유전적인 면도 있지만, 잘못된 습관으로 발병하는 경우가 더 많다. 그래서 치매를 생활습관병이라고 했다. 즉 생활습관을 올바르게 다듬는다면 치매를 예방할 수 있다는 말이다. 평소 뇌를 많이 쓰고 과음하지 않으며, 몸에 좋은 식생활 등 바른 습관 기르기를 꾸준히 관리하여야 한다. 또한 나쁜 습관에 대해서는 과감히 개선해가는 노력이 무엇보다 필요하다.

▶ 치매 예방 좋은 습관 기르기

- 칼로리 섭취를 줄이고 체중을 감량한다,
- 저지방 위주의 식사를 한다.
- 비타민E·C, 엽산 및 종합비타민제를 복용한다.
- 매일 과일, 채소, 차 등의 항산화 식품을 먹는다.
- 하루 6잔 이상의 충분한 물을 마신다.
- 등푸른생선, 견과류 등 좋은 지방이 함유된 음식을 섭취한다.

▶ 치매 예방 좋은 습관 버리기

- 스트레스에 의한 과식을 피한다.
- 담배는 끊어서 피우지 않는다.
- 카페인이 과다한 음식 섭취는 피한다
- 가공식품 및 혈당 지표가 높은 탄수화물은 피한다.
- 버터, 치즈, 마가린 등 나쁜 지방의 과다 섭취는 피한다.

Tip10. 예쁜 치매가 되려면 어떻게 해야 하나?

치매가 예쁘다는 말은 허무맹랑한 소리로 들릴지 모른다. 환자는 기억을 잃어가며 난폭해지고, 가족은 오랜 간병과 경제적 문제로 고통받는데 그 치매가 예쁘다니 말이다. 우리나라에서 치매 환자 한 명을 돌보는 데 연간 1,968만원 정도 들어간다고 한다.

예쁜 치매라고 하면, 인지 기능은 좀 떨어지더라도 감정이 잘 유지되고 가족과 잘 지내는 치매를 말한다. 반면에 미운 치매는, 환자가 제대로 치료를 못 받고 난폭해져 가족들을 괴롭히거나 못살게 구는 치매를 얘기한다.

즉 예쁜 치매는 환자가 기억은 잃어도 가족에 대한 사랑과 배려심은 잊지 않고, 대소변을 가리려 노력하거나 식사도 혼자서 해보려고 애쓰는 경우가 여기에 해당된다. 이처럼 치매 진단에서 사망에 이르기까지 환자와 가족이 미운 치매를 마주한다면, 하루하루가 지옥이 될 것이고, 반면에 예쁜 치매는 그리 특별하지 않은 일상이 될 것이다.

전문가들은 치매가 왜 괴로운 병인지 잘 생각해보라고 말한다. 그것은 바로 치매환자가 보이는 여러 가지 문제 행동과 증상 때문이다. 이로 인해 본인은 물론, 가족들에게 많은 부담을 안겨주고 죽음에 이르기까지 고통을 감수해야 한다. 하지만 이런 증상들은 약만 잘 챙겨 먹어도 상당 부분을 다스릴 수 있다는 것이다.

Tip11. 치매예방 체조
- 전체적으로 각 동작마다 2회씩 실시 -

중앙치매센터(「치매 가이드북」)에서 권장하는 치매예방 체조(뇌의 혈액순환 증가로 인지기능 향상)를 소개한다.

1. 온몸 자극하기(어깨 회전범위 확대, 혈액순환 촉진 및 뇌 자극)

    ① 머리 박수 – 손가락 끝을 세워 머리를 경쾌하게 두드림

    ② 어깨 박수 – 양손으로 어깨를 두드림

    ③ 엉덩이 박수 – 양손으로 엉덩이를 두드림

    ④ 세로 박수 – 양손을 세로 세워 박수를 침

2. 손 운동/ 박수(말초신경 자극, 혈액순환 촉진 및 인지기능 향상)

    ① 주먹 박수(4회) & 세로 박수(4회)

      - 양손 주먹을 꼭 쥐고 4회, 양손을 펴고 손바닥으로 4회 박수

    ② 손끝 박수(4회) & 세로 박수(4회)

      - 양 손가락 끝을 맞대어 4회, 양손 펴고 손바닥으로 4회 박수

    ③ 손바닥 박수(4회) & 세로 박수(4회)

      - 양손을 쭉 펴고 손바닥 중간 면으로 4회 두드림

      - 양손을 펴고 손바닥으로 4회 박수를 침

    ④ 손목 박수(4회) & 세로 박수(4회)

      - 양손의 안쪽 손목을 맞대어 4회 두드림

- 양손을 펴고 손바닥으로 4회 박수를 침

3. 손 운동/ 쥐기(인지기능 및 운동능력 향상)

① 세로 박수 - 양손을 맞대어 강하게 박수를 침

② 가로 박수 - 양손을 수평이 되도록 눕혀 박수를 침

③ 가로 쥐기 - 양손을 수평으로 맞댄 상태에서 손을 꼭 쥐어줌

④ 깍지 끼기 - 양손을 서로 마주놓고 힘껏 깍지를 낌

4. 팔 운동/ 두 팔로 하기(상체 혈액순환 촉진, 인지기능 및 운동능력 향상)

① 두 팔 앞으로 밀기 - 두 팔을 가슴 앞에서 앞쪽으로 밀고 제자리로 돌아옴

② 두 팔 위로 밀기 - 두 팔을 위로 밀고 제자리로 돌아옴

③ 두 팔 옆으로 밀기 - 두 팔을 좌우로 밀고 제자리로 돌아옴

④ 두 팔 교차하여 밀기 - 두 팔을 앞을 향해 사선으로 교차시켜 밀고 제자리로 돌아옴

5. 팔 운동/ 한 팔로 하기(상체 혈액순환 촉진, 인지기능 및 운동능력 향상)

① 한 팔씩 번갈아 밀기(앞-위-옆-사선-위-옆-사선-앞) - 오른손부터 앞쪽, 위쪽, 사선으로 한 팔씩 밀고 돌아오기를 반복

② 오른손을 마친 후 동일 방법으로 왼손도 바꿔서 실시

6. 기 만들기(후두엽, 두정엽 및 전두엽의 활성화)

① 기운 모으기

- 가슴 아래쪽에 양손을 위·아래로 위치시키고 손가락을 둥글게 말아줌

- 왼손이 위로 향하도록 돌려줌

- 다시 오른손이 위로 향하도록 돌려줌

② 기운 키우기

- 양손을 자신의 몸통 크기로 넓혀 주어 같은 방법으로 돌려줌

③ 기운 크게 키우기 - 양팔을 위·아래로 길게 뻗어 같은 방법으로 돌려줌

④ 기운 펼치기 - 양팔을 위·아래로 길게 뻗어 손바닥이 밖을 향하도록 하여 돌려줌

7. 기 펼치기(후두엽, 두정엽 및 전두엽의 활성화)

① 밑면 동그라미 그리기

- 양손은 볼펜을 쥐듯이 가볍게 모아 허리에 위치시킴

- 허리를 기준으로 밑면에 그림을 그리듯 동그라미를 그려줌

- 오른손과 왼손을 번갈아가면서 동그라미를 그려줌

② 앞면 동그라미 그리기

- 양손은 볼펜을 쥐듯이 가볍게 모아 허리에 위치시킴

- 허리를 기준으로 앞면에 그림을 그리듯 동그라미를 그려줌

- 오른손과 왼손을 번갈아가면서 동그라미를 그려줌

③ 앞과 옆면에 동그라미 그리기

- 양손은 볼펜을 쥐듯이 가볍게 모아 왼손은 옆면에, 오른손은 앞면에 위치시킴

- 양손으로 동시에 동그라미를 그려줌

- 양손은 볼펜을 쥐듯이 가볍게 모아 왼손은 앞면에, 오른손을 옆면에 위치시킴

- 양손으로 동시에 동그라미를 그려줌

8. 온몸 가다듬기(어깨 및 가슴근육 이완)

① 크게 숨들어 마시기
 - 가슴을 넓게 펴고 팔을 위로 올려서 숨을 들이마심

② 크게 숨 내쉬기
 - 팔을 아랫배 위로 내리면서 숨을 내쉼

③ 숨 들여 마시기
 - 손바닥이 위로 오게 하여 손끝을 마부보게 가슴쪽으로 올리며 숨을 들이마심

④ 숨 내쉬기
 - 마주한 손을 내리며 숨을 내쉼

* 자세한 정보는 중앙치매센터 홈페이지(www.nid.or.kr)에 접속후 정보 → 자료실 메뉴에서 치매예방운동법

동영상을 참고

제6장

치매 검사와 진단 활동 적응하기

1. 치매 선별검사는 어떻게 하나?

최근 노인 인구의 증가와 함께 치매 인구가 늘어남에 따라, 이를 조기에 발견하고 예방하기 위한 검사의 필요성이 강조되고 있다. 따라서 현재 여러 검사 방법들이 개발되고 환자들에게 적용되고 있다. 이 중에 현재 시행되고 있는 검사 중 하나를 소개한다. 이 검사는 환자가 기억력이나 언어 장애, 시공간 능력의 장애 등을 보일 때, 치매에 발생하는 인지적 결함인지를 확인할 수 있다.

1) 검사 개요

치매선별검사(IDST:I-WorldDementtiaScreeningTest)는아이월드교육연구소에서 개발한 검사지로, 치매가 의심되는 대상자를 선별할 때 사용한다. 이 검사는 치매의 정도를 밝혀내고 측정하는 것을 목적으로 만든 검사지다.

2) 문항 분석

검사지는 총 30문항으로 구성되었으며, 문항수별로 지남력(1~6번), 기억력(7~11번), 행동능력(12~14번), 계산력(15~18번), 시공간력(19~22번), 지각력(23~26번), 판단력(27~30번) 등을 묻는 항목이 있다.

3) 검사 전 주의사항

가. 치매 선별검사는 반드시 일대일로 해야 하며, 검사자가 피검자에게 직접 문제를 읽어주면서 한 문제씩 평가하는 방식으로 진행해야 한다. 그런데 글을 쓸 줄 알면 적는 방식으로 하되, 글을 쓰지 못할 경우는 답을 말로 하도록 진행한다.

나. 검사를 시작하면서 치매검사라고 말하지 말고, "지금부터 OOO님의 인지능력을 알아보기 위해 몇 가지 질문을 드리겠습니다. 질문 중 몇 가지는 쉽지만, 몇 가지는 어려울 수도 있습니다."라고 말해줘야 부정적인 생각을 갖지 않고 검사에 임할 수 있다.

다. 한 문항당 배점은 1점임을 알려주고, 피검자가 답변을 "모른다"라고 대답한 경우, 틀렸다고 채점하지 말고 응답을 할 수 있도록 요구해야 한다.

라. 피검자가 스트레스를 받지 않도록 격려하고, 잘 마치지 못한 경우 적절히 위로해줘야 한다. 정확한 답을 했을 경우에는 긍정적인 피드백을 해주도록 한다.

마. 검사 시간은 30분이며, 문항당 1분 정도 배정한다. 시간이 지체되더라도 30분 이내에 마칠 수 있도록 한다.

바. 각 문항에 대해 응답하면 1점, 응답하지 못하면 0점을 부여하여 총점은 30점이다.

사. 행동검사는 피검자의 반응을 반드시 그대로 기록해야 한다. 문제를 풀 때는 정답 여부를 알려줘서는 안되며, 채점된 점수는 피검자가 볼 수 없도록 해야 한다.

4) 검사 진행요령

① 문항 1 : 금년은 몇 년도 입니까?

- 해당 연도만 정답으로 한다. 만약 피검자가 OOOO년 이라고 한 것이 실제로 맞더라도 "숫자로 대답해 보세요?"라고 재질문하여 숫자로 연도를 대답하는 경우에 정답으로 한다.
- 정확하게 4자리 숫자로 대답을 해야 정답으로 처리하고, 4자리 모두 답하지 못한 경우는 구체적으로 대답하도록 다시 질문한다. 만약 2021년을 '21년'이라고 답을 하면 틀린다.
- 검사자가 묻는 질문에 말로 하거나 글로 적도록 한다.

② 문항 2 : 지금은 무슨 계절입니까?

- 계절에 대한 기간을 정해주지 않으면 대답하기 어렵기 때문에 계절에 대한 기간을 알려준다.
- 3~5월은 봄, 6~8월은 여름, 9~11월은 가을, 12~2월은 겨울로 한다. ±2주의 간격 범위에서 앞으로 올 계절 또는 지나간 계절을 대답해도 정답으로 한다.
- 검사자가 묻는 질문에 말로 하거나 글로 적도록 한다.

③ 문항 3 : 현재 대통령의 이름은 무엇인가요?

- 현재 대통령의 이름을 말로 하거나 글로 적도록 한다.

④ 문항 4 : 가장 친한 친구의 이름은 무엇인가요?

- 친구의 이름을 말로 하거나 글로 적도록 한다.

⑤ 문항 5 : 내가 사는 곳은 어느 시/군/구 입니까?

- 피검사자가 사는 곳의 시·군·구 명칭을 말로 하거나 글로 적도록 한다. 예를 들어 '고양시 일산동구'에 산다면 '고양시 일산동구'로 말하거나 글로 적도록 한다.

⑥ 문항 6 : 내가 사는 곳은 어느 읍/면/동 입니까?

- 피검사자가 사는 곳의 읍·면·동의 명칭을 말로 하거나 글로 적도록 한다. 예를 들어 '백석동'에 산다면 '백석동'을 말로 하거나 글로 적도록 한다.

⑦ 문항 7 : 검사자가 말한 물건은 무엇인가요?

- 검사자는 "피검사자에게 제가 말한 것을 기억해서 말로 하거나 검사지에 적어 보세요"라고 말하고, '고구마'라고 말한다. 그리고 "제가 금방 무엇이라고 말했나요? 묻고서 말로 하거나 글로 적어보세요"라고 한다.

⑧ 문항 8 : 어제는 무엇을 했나요?

- 어제 한 일을 적도록 한다. 특별히 한 일이 없으면 일상적인 일이라도 말하거나 적어 보도록 한다.
- 어제 한 일이 여러 가지가 있다면 그 중에서 가장 기억에 남는 일을 말하거나 글로 적도록 한다.
- 한 일은 '등산', '가족과 식사', '밭 일'과 같이 간단하게 말로 하거나 글로 적도록 한다.

⑨ 문항 9 : 아침 식사는 무엇을 했나요?

- 오늘 아침은 무엇을 먹었는지 말하거나 글로 적도록 한다.
- '밥', '라면', '죽' 또는 '계장', '삼겹살' 등 특이한 음식을 말하거나 글로 적도록 한다.

⑩ 문항 10 : 자주 물건을 어디에 두었는지를 잃어버리나요?

- 요즘 자신이 사용하던 물건을 어디에 두었는지 기억이 잘 나지 않으면'0'을 선택하게
  하고, 기억이 잘 나면'1'을 선택하게 한다.

- ①을 선택하거나 자주 잃어버리지 않으면 1점, ⑩을 선택하거나 자주 잃어버리면 0
  점으로 한다.

⑪ 문항 11 : 조금 전에 검사자가 말한 물건은 무엇인가요?

- 검사자는 조금 전에 말한 것이 무엇이었는지 기억해서 말로 하거나 글로 적도록
  한다.

⑫ 문항 12 : 왼손을 내밀어 보세요?

- 검사자가 지시한 행동을 따라 함으로써 행동능력을 알아보기 위한 문항이다.

- 왼손을 내밀면 1점, 그렇지 않으면 0점으로 한다.

⑬ 문항 13 : 주먹을 쥐어보세요?

- 검사자가 지시한 행동을 따라 하게 함으로써 행동능력을 알아보기 위한 문항이다.

- 내밀은 손이 주먹을 쥐면 1점, 그렇지 않으면 0점으로 한다.

⑭ 문항 14 : 왼쪽 귀를 만져보세요?

- 검사자가 지시한 행동을 따라 하게 함으로써 행동능력을 알아보기 위한 문항이다.

- 내밀은 손으로 왼쪽 귀를 만지면 1점, 그렇지 않으면 0점으로 한다.

⑮ 100에서 8을 빼면 얼마인가요?

- 100-8을 묻는 문항이다.

- '92'라고 답하면 1점, 그렇지 않으면 0점으로 한다.

⑯ 거기에서 5를 더하면 얼마인가요?

- 92+5를 묻는 문항이다.

- '97'이라고 답하면 1점, 그렇지 않으면 0점으로 한다.

⑰ 문항 17 : 국수 1,000원짜리 3봉을 사려면 얼마의 돈이 필요한가요?

- 화폐의 가치를 묻는 문항이다.

- '3,000원'이라고 답하면 1점, 그렇지 않으면 0점으로 한다.

⑱ 문항 18 : 10,000원으로 5,000원짜리 과자를 몇 개나 살 수 있나요?

- 화폐의 가치를 묻는 문항이다.

- '2개'라고 답하면 1점, 그렇지 않으면 0점으로 한다.

⑲ 문항 19 : 를 왼쪽으로 반바퀴(90°) 돌리면 어떻게 되나요?

- 도형의 방향을 인식하는 문항이다.

- 카메라 도형을 왼쪽으로 반바퀴 돌리면 가 된다.

⑳ 문항 20 : 을 위에서 보면 어떻게 보이는지 그려보세요?

- 도형을 위에서 본 것을 그려보는 문항이다.

- 가 정답이다.

㉑ 문항 21 : 차의 방향이 다른 것을 골라 보세요?

- 도형의 방향이 다른 것을 찾는 것으로 시공간력을 발휘하는 것을 알아보기 위한
  문항이다.

- 가 정답이다.

㉒ 문항 22 : 삼각형을 2개 겹치게 그려보세요?

- 도형의 형태나 크기를 구분하기 위해서 시공간력을 발휘하는 것을 알아보기 위한
  문항이다.

- 가 정답이다.

㉓ 문항 23 : 식초를 먹으면 어떤 느낌이 듭니까?

- 식초를 먹었을 때 어떤 느낌이 드는지 미각을 알아보기 위한 문항이다.

- '시다'나 이와 비슷하게 답하면 정답이다.

㉔ 문항 24 : 참기를 냄새를 맡으면 어떤 느낌이 듭니까?

- 참기를 냄새를 맡았을 때 어떤 느낌이 드는지 후각을 알아보기 위한 문항이다.

- '고소하다'나 이와 비슷하게 답하면 정답이다

㉕ 문항 25 : 검사자가 보여준 물건의 이름을 적어보세요?

- 검사자가 보여준 물건을 피검사자가 정확히 인식하는지 시각을 알아보기 위한
  문항이다.

- 미리 준비한'지갑'을 보여주고"이것이 무엇인지 말하거나 글로 적어보세요?"라고
  한다.

㉖ 문항 26 : 검사자가 불러 준 문장을 말해보세요?

- 검사자가 문제를 풀기 전에 "지금부처 제가 하는 말에 귀를 기울였다가 똑같이 말하거나 글로 적어보세요. 한 번만 말씀 드리겠습니다"라고 말한다.

- 검사자가 보통의 목소리로 "왕사자 왕바지 핫바지"라고 불러주고 답을 말하거나 적도록 한다.

㉗ 문항 27 : 뜨거운 냄비를 집을 때는 어떻게 해야 하나요?

- "화상을 입을 수 있으니 조심해서 잡아야 한다", "집게나 행주를 이용해서 잡아야 한다"로 답하면 맞는 것으로 하고, 이와 유사한 내용이 들어가도 맞는 것으로 한다.

㉘ 문항 28 : 횡단보도로 찻길을 건널 때는 어떻게 해야 하나요?

- "차가 오는지 확인하고 건너야 한다", "파란불이 켜지면 건넌다"로 답하면 맞는 것으로 하고, 이와 유사한 내용이 들어가면 맞는 것으로 한다.

㉙ 문항 29 : 길을 가는데 비가 오면 어찌해야 하나요?

- "우산을 쓴다", "비를 피한다"로 답하면 맞는 것으로 하고, 이와 유사한 내용이 들어가면 맞는 것으로 한다.

㉚ 문항 30 : 집을 나올 때 켜 있던 전등은 어떻게 해야 하나요?

- "전등을 끄고 나온다", "전기를 절약해야 한다"로 답하거나, 이와 유사한 내용이 들어가면 맞는 것으로 한다.

- 위의 각 문항(19~30번)들에 답한 것이 맞으면 1점, 그렇지 않으면 0점으로 각각 처리한다.

5) 판정 기준

　총점은 성별, 연령, 교육 년수에 따라 아래 〈표 6-1〉과 같이 적용하는 기준이 다르며, 치매 선별검사 판정결과는 〈표 6-2〉와 같다.

〈 표 6-1 〉 치매 선별검사 결과 판정기준

연령	성별	교육년수(교육정도)			
		0~3년	4~6년(초졸)	7~12년 (중·고졸)	≥13년 (대학이상)
60~69세	남	21점	23점	25점	26점
	여	20점	23점	25점	26점
70~74세	남	19점	23점	25점	26점
	여	19점	23점	25점	26점
75~79세	남	19점	22점	24점	25점
	여	18점	22점	24점	25점
≥80세	남	17점	21점	23점	24점
	여	16점	20점	22점	24점

※총점이 기준 점수를 초과할 경우에는, 인지적 정상로 판정하며 기준 점수 이하시는 저하로 평가한다. 인지 저하로 판명된 경우는 정밀 검사를 위해서 병원에 의뢰하는 것이 좋다.

〈 표 6-2〉 치매 선별검사 판정결과

판정 결과	내용
인지적 정상	· 총점이 판정 기준 점수를 초과한 것으로 치매 가능성이 낮다. · 인지기능이 비교적 잘 유지되고 있으며 치매 가능성이 낮다 · 그러나 이후 기억력이나 기타 지적능력이 지금 보다 더 나빠지는 느낌이 있다면, 다시 검사를 받아보도록 안내한다.
인지 저하	· 총점이 판정 기준 점수 이하인 경우로 치매 가능성이 높다. · 인지기능이 다른 어르신에 비해 저하되어 있으며, 치매안심센터 또는 치매검진 전문기관에서 정밀검진을 받아보도록 안내한다.

〈표 6-3〉치매 선별 검사(IDST)

성명		출생년도		성 별	남/여	교육년수			년
검사일		총 점		판 정		정상/저하			

항목	정 답 (1점)	오 답 (0점)
1. 금년은 몇 년도입니까?		
2. 지금은 무슨 계절입니까?		
3. 현재 대통령의 이름은 무엇인가요?		
4. 가장 친한 친구의 이름은 무엇인가요?		
5. 내가 사는 곳은 어느 시/군/구 입니까?		
6. 내가 사는 곳은 어느 읍/면/동 입니까?		
7. 검사자가 말한 물건은 무엇인가요?(고구마)		
8. 어제는 무엇을 했나요?		
9. 아침식사는 무엇을 했나요?		
10. 자주 물건을 어디에 두었는지를 잃어버리나요?		
11. 조금 전 검사자가 말한 물건은 무엇인가요?(고구마)		
12. 왼손을 내밀어 보세요?		
13. 주먹을 쥐어보세요?		
14. 왼쪽 귀를 만져보세요?		
15. 100에서 8을 빼면 얼마인가요?		
16. 거기에서 5를 더하면 얼마인가요?		
17. 국수 1,000원짜리 3봉 사려면 얼마 돈이 필요한가요?		

18. 10,000원으로 5,000원짜리 과자 몇 개 살 수 있나요?

19. 를 왼쪽으로 반바퀴(90°) 돌리면 어떻게 되나요?

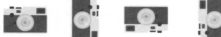

20. 을 위에서 보면 어떻게 보이는지 그려보세요?

21. 차의 방향이 다른 것을 골라 보세요?

22. 삼각형 2개를 겹치게 그려보세요?

23. 식초를 먹으면 어떤 느낌이 듭니까?(시다)

24. 참기를 냄새를 맡으면 어떤 느낌이 듭니까?(고소하다)

25. 검사자가 보여준 물건의 이름을 말해보세요?(지갑)

26. 검사자가 불러준 문장을 똑같이 말해보세요?

  (왕사장, 왕바지, 핫바지)

27. 뜨거운 냄비를 집을 때는 어떻게 해야 하나요?

28. 횡단보도로 찻길을 건널 때는 어떻게 해야 합니까?

29. 길을 가는데 비가 오면 어찌 해야 하나요?

30. 집을 나올 때 켜 있던 전등을 어떻게 해야 합니까?

2. 우울증 검사는 어떻게 하나?

우울증은 흔한 정신질환으로 마음의 감기라고도 불린다. 그러나 우울증은 대인 관계 등 여러 가지 문제를 야기할 수 있으며, 심한 경우 자살이라는 심각한 결과에 이를 수 있는 뇌질환이다. 우리나라 65세 이상에서 네 명 중 한 명이 우울증 증세를 보이고 있다고 한다. 치매 어르신의 경우 30~40% 정도는 우울증을 같이 앓고 있는 셈이다. 자칫하면 본인이나 가족이 인지하는 병명에 오류가 생기기 쉽다. 즉 이상한 신체 증상을 호소하는 경우에도 가족들이 우울증이 같이 있다고 알아차리기 쉽지 않다는 것이다. 우울증과 치매는 유사한 점이 많기 때문이다.

1) 검사 개요

우울증 검사(IDDT : World Depressive Disorder Test)는 국내의 아이월드교육연구소에서 개발한 검사지로, 우울증의 진행 정도를 알아보기 위해 우울증이 의심되는 대상자를 선별할 때 사용한다. 즉 우울증 검사는 자신이 가지고 있는 우울감의 상태를 객관적으로 평가해보는 심리검사를 말한다. 그 목적은 우울증의 원인을 찾아서 자존감을 높이기 위한 준거점을 찾도록 하는 것으로 객관적인 평가를 요하는 검사이다.

2) 문항 분석 및 해설

검사지는 총 30문항으로 구성되었으며, 문항은 자기 평가 문항으로 자신의 느낌을 5단계로 체크하도록 되어 있다. 점수 환산은 〈전혀 아니다〉 1점, 〈약간 그렇다〉 2점, 〈대체로 그렇다〉 3점, 〈그렇다〉 4점, 〈아주 그렇다〉 5점으로 계산하여 합산한다. 검사 시간은 20분이다. 그리고 총점 결과에 대한 분석은 아래 〈표 6-4〉와 같다.

〈 표 6-4〉 우울증 검사 결과 분석

구분	내용
85점 이상	우울증이 없으며 자존감이 아주 높은 편이다.
70~84점	우울증이 조금 있으며 긍정적인 생각을 갖도록 조언한다
60~69점	우울증이 많으며 자존감을 높여 주어야 한다.
50~59점	우울증이 놓은 편이어서 대인관계에 문제가 생길 수 있으므로 자존감을 높이도록 한다.
49점 이하	우울증이 매우 높은 편이며 자존감 향상 훈련이 필요하다.

<표 6-5> 우울증 검사(IDDT)

성 명		출생년도		성 별	남/여	검사일		년
검사일		총 점		판 정				

번호	문 항	점수				
		1	2	3	4	5
1	나는 다른 사람들처럼 가치있는 사람이라고 생각한다.					
2	나는 좋은 성격을 가졌다고 생각한다.					
3	나는 대부분의 다른 사람들과 같이 잘 지낼 수가 있다.					
4	나는 가치가 높은 존재라고 생각한다.					
5	나의 성격은 긍정적이다.					
6	나는 내 자신에 대하여 대체로 만족한다.					
7	나는 능력이 많다고 생각한다.					
8	나는 나를 사랑한다.					
9	나는 내가 무엇을 해야 할지 정확히 알고 있다.					
10	나는 무엇을 하든 자신감이 있다.					
11	나는 내 자신의 의견이나 생각을 확실히 표현한다.					
12	나는 모든 것이 잘되리 것이라고 생각한다.					
13	나는 실수나 실패를 두려워하지 않는다.					
14	나는 도전하는 것을 좋아한다.					
15	나는 부족한 것이 별로 없다고 생각한다.					
16	나는 나를 스스로 칭찬하고 격려한다.					
17	나는 다른 사람들로부터 존중받기를 원한다.					
18	나는 다른 사람들 앞에서도 당당하다.					
19	나는 다른 사람들을 배려한다.					
20	나는 다른 사람들을 인정한다.					

3. 치매 진행정도 파악의 기억력 검사는?

　기억력의 저하는 노년기에 접어든 분들이나 그 가족 분들을 가장 걱정하게 만드는 일들 중 하나이다. 그러나 기억력의 저하 특히 노년기의 기억력 저하는 흔한 현상인만큼 그 원인도 다양하다. 연령 증가에 따른 자연적인 저하일 수도 있으며, 걱정하는 대로 치매 증상의 하나일 수도 있고, 흔히 간과하기 쉬운 우울감으로 인해 기억력이 일시적으로 저하되는 경우도 많다. 떠라서 기억력 검사는 말 그대로 현재의 기억능력이 어느 정도인지를 평가하는 것이 되겠다.

1) 검사 개요

　기억력 검사(IMT : I-World Memory Test)는 국내의 아이월드교육연구소에서 개발한 검사지로, 기억력의 정도를 알아보기 위해 치매가 의심되는 대상자를 선별할 때 사용한다. 이 검사는 자신의 기억력 상태를 객관적으로 평가해보는 심리검사를 말한다. 검사목적은 기억력의 정도로 치매의 진행정도를 파악하기 위해서다.

2) 문항 분석

　검사지는 총 20문항으로 구성되어 있다. 단기기억은 1~12번 문항이고, 장기기억은 11~20번 문항이다.

3) 검사 전 주의사항

가. 검사는 반드시 일대일로 하며, 글을 쓸 줄 알면 적는 방식으로 하고 글을 쓰지 못할 경우는 답을 말로 하도록 진행한다.

나. 검사를 시작하면서 치매검사라고 말하지 말고, "지금부터 OOO님의 기억력을 알아보기 위해 몇 가지 질문을 드리겠습니다. 질문 중 몇 가지는 쉽지만, 몇 가지는 어려울 수도 있습니다."라고 말해줘야 부정적인 생각을 갖지 않고 검사에 임할 수 있다.

다. 한 문항당 배점은 1점임을 알려주고, 피검자가 답변을 모른다라고 대답한 경우 틀렸다고 채점하지 말고 응답을 할 수 있도록 요구해야 한다.

라. 피검자가 스트레스를 받지 않도록 격려하고, 잘 마치지 못한 경우 적절히 위로해 줘야 한다. 정확한 답을 했을 경우에는 긍정적인 피드백을 해준다.

마. 검사 시간은 20분이며 문항당 1분 정도 배정한다. 시간이 지체되더라도 15분 이내에 마칠 수 있도록 한다.

바. 각 문항에 대해 응답하면 1점, 응답하지 못하면 0점을 부여하여 총점은 20점이다.

사. 정답 여부를 알려줘서는 안되며 채점된 점수는 피검자가 볼 수 없도록 해야 한다.

4) 검사 진행 요령

① 문항 1 : 최근에 만난 사람은 누구입니까?

- 최근에 만난 사람이란 지금부터 이전에 만난 사람을 말한다
- 배우자나 가족도 해당된다.
- 만난 사람이 있다면 그 사람의 호칭이나 이름을 기억해 말로 하거나 적도록 한다.
- 만난 사람을 기억해서 이름이나 호칭을 기억해 내면 1점, 만난 사람이 있는데도 기억해 내지 못하면 0점으로 한다.

- 이전에 만난 사람이 없다면 지금 만난 검사자로 해도 된다.

② 문항 2 : 그 사람과 나눈 대화는 무엇인가요?

- 최근에 만난 사람과 어떤 대화를 나누었는지를 말로 하거나 적도록 한다.

- 대화 내용을 자세하게 적어도 되지만 '안부', '식사', '가족'과 같이 주제만 적어도 된다.

- 대화한 내용을 기억해 내면 1점, 기억해 내지 못하면 0점으로 한다.

③ 문항 3 : 어제는 무엇을 했나요?

- 어제 한 일을 적도록 한다. 특별히 한 일이 없으면 일상적인 일이라도 적도록 한다.

- 어제 한 일이 여러 가지가 있다면 그 중에서 가장 기억에 남는 일을 적도록 한다.

- 한 일은 '등산', '가족과 식사', '밭 일'과 같이 간단하게 말로 하거나 적어도 된다.

- 어제 한 일을 기억해 내면 1점, 기억해 내지 못하면 0점으로 한다.

④ 문항 4 : 아침 식사는 무엇을 했나요?

- 오늘 아침은 무엇을 먹었는지 적도록 한다.

- '밥', '라면', '죽' 또는 '삼겹살' 등 특이한 음식을 말   로 하거나 적도록 한다.

- 아침에 먹은 것을 기억해 내면 1점, 기억해 내지 못하면 0점으로 한다.

⑤ 문항 5 : 어제는 몇 시에 잤나요?

- 어제밤 몇 시에 잤는지를 말로 하거나 적도록 한다.

- 시간은 되도록 아라비아 숫자로 적고 분은 안 적어도 된다.

- 잠잔 시간을 기억해 내면 1점, 기억해 내지 못하면 0점으로 한다.

⑥ 문항 6~8 : 검사자가 말한 3가지 물건의 이름은 무엇인가요?

- 검사자는 피검자에게 "지금부터 제가 말하는 3가지 물건의 이름을 반드시 끝까지 들으시고, 세 가지 이름을 한꺼번에 따라 해보세요"라고 하고, '시계', '장갑', '지팡이'라고 세 단어를 한꺼번에 불러주고 따라 하도록 한다.
- 피검자가 '시계' 하면 '시계' 하고, 단어 하나하나를 따라 하는 경우가 많은데, 반드시 '끝까지 듣고'를 강조한다.
- 점수 계산은 첫 응답으로만 정답을 평가하며, 성공적으로 대답한 단어 한 개당 1점으로 채점한다. 단어의 순서는 상관하지 않는다.

⑦ 문항 9 : 가지고 있던 소지품을 자주 잃어버리나요?

- 요즘 자신이 가지고 있던 소지품(지갑, 핸드폰, 안경 등)을 자주 잃어버리면 '0'을 선택하게 하고, 잃어버리지 않으면 '1'을 선택하게 한다.
- ①을 선택하거나 자주 잃어버리지 않으면 1점, ⓪을 선택하거나 자주 잃어버리면 0점으로 한다.

⑧ 문항 10~12 : 세 가지 물건 말해보기

- 점수 계산은 첫 응답으로만 정답을 평가하며, 성공적으로 대답한 단어 한 개당 1점으로 채점한다. 단어의 순서는 상관하지 않는다.

⑨ 문항 13 : 우리나라에서 사람이 가장 많이 사는 도시는 어디입니까?

- '서울' 기억해 내면 1점, 기억해 내지 못하면 0점으로 한다.

⑩ 문항 14 : 불이 나면 어디로 신고해야 하나요?

- '119', '소방서'를 기억해 내면 1점, 기억해 내지 못하면 0점으로 한다.

⑪ 문항 15 : 물건의 이름이 자무 기억나지 않나요?

- 일상생활을 하면서 물건의 이름이 자주 기억나지 않으면 '0'을 선택하게 하고, 기억
  이 잘 나면 '1'을 선택하게 한다.
- ①을 선택하거나 기억이 잘 나면 1점, ⓪을 선택하거나 자주 기억나지 않으면 0점
  으로 한다.

⑫ 문항 16 : 집에 가는 길을 잃어버린 적이 있나요?

- 밖에 나왔다가 집에 가는 길을 잃어버린 적이 있으면 '⓪'을 선택하게 하고, 길을 잃
  은 적이 없으면 '①'을 선택하게 한다.
- ①을 선택하거나 길을 잃은 적이 없으면 1점, ⓪을 선택하거나 길을 자주 잃어버리
  면 0점으로 한다.

⑬ 문항 17 : 나의 전화번호는 어떻게 되나요?

- 자신의 전화번호를 말로 하거나 적도록 한다.
- 자신의 전화번호를 기억해 내면 1점, 기억해 내지 못하면 0점으로 한다.

⑭ 문항 18~20 : 세 가지 물건 말해보기

- 점수 계산은 첫 응답으로만 정답을 평가하며, 성공적으로 대답한 단어 한 개당 1점
  으로 채점한다. 단어의 순서는 상관하지 않는다.

5) 판정 기준

기억력 검사 결과 판정 기준 및 판정결과는 아래 〈표 6-6〉 및 〈표 6-7〉과 같다.

〈표 6-6〉 기억력 검사 결과 판정기준

점수	0~9점	10~12점	13~15점
구 분	심각한 기억력 저하	경미한 기억력 저하	정상

〈표 6-7〉 기억력 검사 판정결과

구분	내용
정상(13~15점)	- 총점이 판정 기준 점수를 초과한 것으로 정상이다. - 인지기능이 비교적 잘 유지되고 있으며 정상적이다. 그러나 이후 지남력이나 기타 지적능력이 좀더 나빠지는 느낌이 있다면, 재검사를 받아 보도록 한다.
경미한 기억력 저하(10~12점)	- 총점이 판정 기준 점수 이하인 경우로 기억력이 떨어진다. - 인지기능이 평균에 비해 저하되어 있으며, 기억력 높이기 위해 인지훈련이 필요하다.
심각한 기억력 저하(0~9점)	- 기억력이 심각하게 떨어져 있다. - 전문기관에서 정밀검진을 받아보도록 한다.

〈표 6-8〉 기억력 검사(IMT)

성 명		출생년도		성 별	남/여	교육년수		년
검사일		총 점		판 정		정상/저하		

항목	정 답 (1점)	오 답 (0점)
1. 최근에 만난 사람은 누구입니까?		
2. 그 사람과 나눈 대화는 무엇인가요??		
3. 어제는 무엇을 했나요?		
4. 아침 식사는 무엇을 했나요?		
5. 어제는 몇 시에 잤나요?		
6. ① 검사자가 말한 3가지 물건이 이름은 무엇인가요?		
7. ②		
8. ③		
9. 가지고 있던 소지품은 자주 잃어버리나요? ⓪ 네 ① 아니오		
10. 아까 검사자가 말한 첫 번째 물건은 무엇인가요?		
11. 아까 검사자가 말한 두 번째 물건은 무엇인가요?		
12. 아까 검사자가 말한 세 번째 물건은 무엇인가요?		
13. 우리나라에서 사람이 가장 많이 산 도시는 어딘가요?		
14. 불이 나면 어디로 신고해야 하나요?		
15. 물건의 이름이 자주 기억나지 않나요? ⓪ 네 ① 아니오		
16. 집에 가는 길을 잃어버린 적이 있나요? ⓪ 네 ① 아니오		
17. 나의 전화번호응 어떻게 되나요?		
18. 아까 검사자가 말한 첫 번째 물건은 무엇인가요?		
19. 아까 검사자가 말한 두 번째 물건은 무엇인가요?		
20. 아까 검사자가 말한 세 번째 물건은 무엇인가요?		

4. 인식기능 평가의 지남력 검사는?

지남력(指南力)이란 현재 자신이 놓여있는 상황을 올바르게 인식하는 능력을 말한다. 지남력에는 크게 시간적 지남(날짜와 시간 등)과 장소(공간) 지남력, 사람 지남력으로 구분한다. 이러한 지남력을 올바르게 인식하기 위해서는 의식, 판단력, 기억력, 주의력, 사고력 등의 고차원적인 인지능력이 요구된다. 지남력의 상실은 일반적으로 시간을 시작으로 장소로 진행되고, 마지막에는 사람을 알아보지 못하게 된다. 그래서 치매 말기로 진행되면 가족들도 알아보지 못하게 되는 경우가 나타난다.

1) 검사 개요

지남력 검사(IOT : I-World Oriertation Test)는 국내에서 개발하여 지남력의 정도를 알아보기 위한 것으로 치매가 의심되는 대상자를 선별할 때 사용한다. 이 검사는 자신과 관련된 날짜, 날씨, 시간, 장소 등에 대해 인식하고 있는 상태를 객관적으로 평가해보는 심리검사이다.

2) 문항 분석

검사지는 총 15문항으로 구성되어 있다.

3) 검사 전 주의사항

가. 검사는 반드시 일대일로 하며, 글을 쓸 줄 알면 적는 방식으로 하고 글을 쓰지 못할 경우는 답을 말로 하도록 진행한다.

나. 검사를 시작하면서 치매검사라고 말하지 말고, "지금부터 000님의 인지능력을 알아보기 위해 몇 가지 질문을 드리겠습니다. 질문 중 몇 가지는 쉽지만, 몇 가지는 어려울 수도 있습니다."라고 말해줘야 부정적인 생각을 갖지 않고 검사에 임할 수 있다.

다. 한 문항당 배점은 1점임을 알려주고, 피검자가 답변을 모른다라고 대답한 경우 틀렸다고 채점하지 말고 응답을 할 수 있도록 요구해야 한다.

라. 피검자가 스트레스 받지 않도록 격려하고, 잘 마치지 못한 경우 적절히 위로해줘야 한다. 정확한 답을 했을 경우에는 긍정적인 피드백을 해준다.

마. 검사 시간은 15분이며 문항당 1분 정도 배정한다. 시간이 지체되더라도 15분 이내에 마칠 수 있도록 한다.

바. 각 문항에 대해 응답하면 1점, 응답하지 못하면 0점을 부여하여 총점은 15점이다.

사. 정답 여부를 알려줘서는 안되며 채점된 점수는 피검자가 볼 수 없도록 해야 한다.

4) 검사 진행 요령

① 문항 1 :. 지금은 몇 시입니까?

- 현재 시간을 답하면 된다.

- 시계가 없어서 시간을 모르면 시계를 보여주고 물어본다.

- 답한 것이 맞으면 1점, 그렇지 않으면 0점으로 한다.

② 문항 2 : 지금은 오전, 오후, 밤 중에서 언제입니까?

- 시간을 가지고 오전, 오후, 밤을 선택하게 한다. 잘 몰라 하면 오전은 0~12시, 오후는 12~18시, 밤은 18시~06시까지라고 알려준다.

- 답한 것이 맞으면 1점, 그렇지 않으면 0점으로 한다.

③ 문항 3 : 지금은 몇 월입니까?

- 피검자가 음력으로 답하는 경우에도 달력을 찾아서 실제와 맞으면 정답으로 한다.

- 질문을 했을 때 피검자가 스스로 '○○일'이라고 날짜까지 대답한 경우에 4번 질문을 하지 않고 정답으로 인정한다.

- 몇 월을 숫자 대신 '정월' 혹은 '동짓달'로 대답해도 정답으로 한다.

- 답한 것이 맞으면 1점, 그렇지 않으면 0점으로 한다.

④ 문항 4 : 오늘은 며칠입니까?

- '15일인가, 16일가?'처럼 두 가지 답으로 고민할 때, 그 중 정답이 있는 경우에는 반드시 "15일과 16일 둘 중에 어느 날인 것 같으세요?"라고 되물어 반드시 하나의 답을 선택하도록 한다.

⑤ 문항 5 : 오늘은 무슨 요일입니까?

- 요일에 대한 개념을 도와줄 때는 '월요일~일요일'을 모두 보기로 들어주고 특정 요일만 언급하지 않도록 한다.

⑥ 문항 6 : 아침은 몇 시에 드셨나요?

- 시간은 "몇 시 몇 분"으로 답해도 되지만, '몇 시만 말해도 된다.

⑦ 문항 7 : 어제는 몇 시에 주무셨나요?

- 시간은 "몇 시 몇 분"으로 답해도 되지만, '몇 시'만 말해도 된다.

⑧ **문항 8 : 가장 친한 친구의 이름은 무엇인가요?**

- 친구의 이름을 적게 하거나 말하게 한다.

⑨ 문항 9 : 이전 대통령의 이름은 무엇인가요?

- 이전 대통령의 이름을 적게 하거나 말하게 한다.

⑩ 문항 10 : 나는 지금 어디 있나요?

- 피검사자가 현재 있는 곳, 현재 검사를 시행하는 곳의 명칭을 적거나 말하게 한다.
- 정확한 이름이 아니더라도 통상적으로 허용되는 부분적인 이름은 정답으로 한다.
  예를 들어 "고양 치매안심센터"를 '치매안심센터'로 답해도 된다.

⑪ 문항 11 : 내가 있는 곳은 어느 곳입니까?

- 피검사자가 있는 곳을 1. 서울특별시, 2. 광역시, 3. 시, 4. 군 중에서 고르도록 한다.
- 올바르게 답하면 1점, 그렇지 않으면 0점으로 한다.

⑫ 문항 12 : 우리 집 화장실은 현관문에서 어디에 있나요?

- 오른쪽과 왼쪽 중에서 고르게 한다.
- 올바르게 답하면 1점, 그렇지 않으면 0점으로 한다.

⑬ 문항 13 : 내가 자주 가는 병원의 이름은 무엇인가요?

- 자주 가는 병원의 이름을 말하게 한다.

- 올바르게 답하면 1점, 그렇지 않으면 0점으로 한다.

⑭ 문항 14 : 내가 사는 집의 형태는 어떤가요?

- 피검사자가 사는 집의 형태를 1. 아파트, 2. 단독주택, 3. 빌라 중에서 고르도록 한다.

- 올바르게 답하면 1점, 그렇지 않으면 0점으로 한다.

⑮ 문항 13 : 나는 몇 층에 사는가요?

- 피검사자가 사는 집의 층수를 말하게 한다.

- 올바르게 답하면 1점, 그렇지 않으면 0점으로 한다.

5) 판정 기준

지남력 검사 결과 판정기준 및 판정결과는 아래 〈표 6-9〉 및 (표 6-10)과 같다.

〈표 6-9〉 지남력 검사 결과 판정기준

점수	0~9점	10~12점	13~15점
구 분	심각한 기억력 저하	경미한 기억력 저하	정상

〈표 6-7〉 기억력 검사 판정결과

구분	내용
정상(13~15점)	- 총점이 판정 기준 점수를 초과한 것으로 정상이다. - 인지기능이 비교적 잘 유지되고 있으며 정상적이다. 그러나 이후 지남력이나 기타 지적능력이 지금보다 좀더 나빠지는 느낌이 있다면, 재검사를 받아보도록 안내해야 한다.
경미한 지남력 저하(10~12점)	- 총점이 판정 기준 점수 이하인 경우로 지남력이 떨어진다. - 인지기능이 평균에 비해 저하되어 있으며, 지남력 높이기 위해 인지훈련이 필요하다.
심각한 지남력 저하(0~9점)	- 지남력이 심각하게 떨어져 있다. - 전문기관에서 정밀검진을 받아보도록 해야 한다.

〈표 6-11〉 지남력 검사(IOT)

성명		출생년도		성별	남/여	검사일	20 년 월 일
검사일		총 점		판 정		정상/저하	

항목	정답 (1점)	오답 (0점)
1. 지금은 몇 시입니까?		
2. 지금은 오전, 오후, 밤 중에서 언제입니까?		
3. 지금은 몇 월입니까?		
4. 오늘은 며칠입니까?		
5. 오늘은 무슨 요일입니까?		
6. 아침은 몇 시에 드셨나요?		
7. 어제는 몇 시에 주무셨나요?		
8. 가장 친한 친구의 이름은 무엇인가요?		
9. 이전 대통령의 이름은 무엇인가요?		
10. 나는 지금 어디에 있나요?		
11. 내가 사는 곳은 어느 곳입니까? 　① 서울특별시　② 광역시　③ 사　④ 군		
12. 우리 집 화장실은 현관문에서 어디에 있나요? 　① 오른쪽　　② 왼쪽		
13. 내가 자주 가는 병원의 이름은 무엇입니까?		
14. 내가 사는 집의 형태는 어떤가요? 　① 아파트　② 단독주택　③ 빌라		
15. 나는 몇 층에 사는가요?		

Tip12. 치매 진단(정밀 평가)의 과정 및 검사 내용

단계	과정	검사내용
1	면 담	· 문진을 통해 인지기능 저하와 일상 생활, 우울증 등을 평가 · 치매 여부와 중증도를 판단하고, 원인 추정의 중요한 과정 거침 ※ 정확한 평가를 위해 환자와 보호자 모두에게 정보를 얻는 것이 필요
2	신경인지검사	· 주의력, 기억력, 언어, 지각, 추상적 사고 등 뇌의 신경 인지 기능을 포괄적으로 평가 · 뇌기능 손상을 객관적이고 세밀하게 평가하여 진단과 치료에 도움 ※글이나 그림, 대화를 통해 평가하며 약 1 시간이 소요
3	채 혈	· 인지기능 저항의 위험 요인이나 가역성 치매 여부를 평가 · 염증, 빈혈, 감염, 전해질 이상, 호르몬 이상, 영양 결핍, 고지혈, 고혈당 등을 측정 ※중성지방, 콜레스트롤, 혈당의 정확한 측정을 위해 8 시간 금식이 필요
4	뇌영상촬영 (구조적 뇌영상 검사)	· 뇌 위축, 뇌졸중, 뇌종양, 소혈관 병변 등 뇌 구조 이상을 확인 - 컴퓨터 단층 활영(CT) : 2분 검사, 약 10초간의 X선 노출 - 자기공명영상(MRI) : 약 40분 검사, 자기장 이용(X선 노출 없음) · 불편감(추위, 소음, 답답함 등) 유의 · 조영제 사용 시 부작용 : 구토, 메스꺼움, 열감, 드문 쇼크 등 ※ MRI는 몸의 모든 금속 제품을 제거해야 촬영이 가능

5	뇌영상촬영 (기능적 뇌영상 검사) 〈핵의학 검사〉	· 양전자 방출 단층촬영(PET), 단일광자 방출 단층촬영 (SPECT) · 방사선 동위원소를 이용한 뇌 혈류량 또는 대사능력, 이상 단백질 측정 · 진단 정확성이 높아 조기 진단, 감별 진단에 사용 ※뇌 활동을 자극하는 담배, 커피, 콜라, 홍차 등은 검사에 영향을 주어 자제 필요
6	뇌척수액검사	· 뇌척수액의 아밀로이드 농도나 타우 단백질 농도를 측정, 조기진단에 이용 · 정확성이 높지만 치매 진단을 위해서 현재까지 주로 연구 목적으로 실시 · 허리 부위에 바늘을 꽂아 뇌척수액을 얻어 검사 ※검사는 준비 시간 등 약 20여분 소요. 검사 후 동반될 수 있는 저뇌압성 두통 예방을 위해 4시간 이상 침상에서 안정

Tip13. 치매 의심 주요 증상 10가지 및 자가진단
- 전체적으로 각 동작마다 2회씩 실시 -

1. 치매 의심 주요 증상(10가지)

치매 증상은 개인마다 차이가 있고 원인과 주변 상황 등에 따라 다르게 나타날 수 있다. 아래 증상들이 반복적으로 일어날 경우 한번은 치매를 의심해볼 필요가 있다. 치매로 의심될 경우 인근 보건소나 전문병원에 가서 상담을 받아보는 것이 좋다.

① 직업이나 일상생활에 영향을 줄 정도로 최근 일에 대한 기억력 상실이 있다.

- 치매 환자는 다른 사람의 이름이나 전화번호를 정상인과는 달리 잊어버리는 횟수가 잦고, 시간이 흘러도 기억나지 않는다.

② 익숙한 일을 처리하는데 어려움이 있다.

- 예전에 요리같은 익숙한 일을 처리하지 못하거나 음식 맛이 변하고 간단한 음식마저도 만드는 방법을 잊어버리곤 한다.

③ 언어 사용이 어려워진다.

- 적당한 낱말을 대지 못하고 좀더 추상적인 말로 대신하거나, 적절하지 않은 단어를 사용하는 경우가 자주 있다.

④ 시간과 장소를 혼동한다.

- 평소에 잘 알던 익숙한 장소에서도 자신이 어디에 있는지 파악 못하거나, 어디로 갈지 모르고 길을 잃어버린 경우가 있다.

⑤ 판단력이 감소하거나 그릇된 판단을 자주 한다.

- 예전에 비해 옷을 제대로 입지 못하거나 계절에 맞지 않는 옷을 입는 등 판단력이 뚜렷하게 감소해 생활에 문제가 생긴다.

⑥ 추상적인 사고 능력에 문제가 생긴다.

- 돈 계산이 복잡해지면서 잠시 혼동이 올 수는 있으나, 시장을 보거나 슈퍼에서 간단한 돈 계산을 하기 어려워한다.

⑦ 물건을 잘못 간수한다.

- 잘 간수해야 하는 물건을 엉뚱한 곳에 두거나, 필요없는 것을 지나치게 잘 간수한다든지 하는 행동을 보이는 경향이 있다.

⑧ 기분이나 행동의 변화가 온다.

- 특별한 이유 없이도 감정이 급격한 변화가 올 수 있고, 이전과 다른 의욕이나 감정상태의 변화가 오기도 한다.

⑨ 성격에 변화가 온다.

- 성격의 변화의 정도가 정상인보다 뚜렷하거나 의심이 많아지며, 다른 사람들에게 부적절하다는 느낌을 주기도 한다.

⑩ 자발성이 감소한다.

- 정상인들도 간혹 하는 일을 귀찮아 하지만, 자발적으로 어떤 일을 하지 않으려 하고 매사에 수동적이다.

이에 김기웅 중앙치매센터장은 "과거 일은 잘 기억하는데 최근의 일을 자주 잊어버린다면, 꼭 한번 검진을 받아보길 권한다"며, "특히 작년과 비교해 올해가 뚜렷이 더 하다 싶으신 분들과 치매의 가족력을 가지신 분들은 더욱 그렇다"고 당부를 하신다.

2. 기억력 평가 치매 자가진단 체크리스트

기억력 평가의 다음 문항을 읽으면서 자신의 행동이나 생각 또는 느낌과 일치하는 것에 √표시를 하십시오.

번호	항목	○	×
1	당신은 기억력에 문제가 있습니까?		
2	당신의 기억력은 10년 전에 비해 저하되었습니까?		
3	당신은 기억력이 동년의 다른 사람들에 비해 나쁘십니까?		
4	당신은 기억력 저하로 일상생활에 불편을 느끼십니까?		
5	당신은 최근에 일어난 일을 기억하는 것이 어렵습니까?		
6	당신은 며칠 전 대화 내용을 기억하는 게 어렵습니까?)		
7	당신은 며칠 전에 한 약속을 기억하기 어렵습니까?		
8	당신은 친한 사람의 이름을 기억하기 어렵습니까?		
9	당신은 물건 둔 곳을 기억하기 어렵습니까?		
10	당신은 이전에 비해 물건을 자주 잃어버리십니까?		
11	당신은 집 근처에서 길을 잃은 적이 있으십니까?		
12	당신은 가게에서 사려고 하는 두세 가지 물건의 이름을 기억하기 어렵습니까?		
13	당신은 가스불이나 전깃불 끄는 것을 기억하기 어렵습니까?		
14	당신은 자주 사용하는 전화번호(자신 혹은 자녀의 집)를 기억하기 어렵습니까?		

※ 6개 항목 이상에 ○표라고 표시되면 가까운 보건소에서 치매조기검진을 받아보십시오. 점수가 높을수록 주관적 기억감퇴가 심한 것을 의미합니다.

제7장

치매환자의 효율적 간병 및 이상 행동 대처하기

1. 치매환자의 간병 및 제반 상황관리는 어떻게?

2. 치매환자와의 원만한 대화 방법은?

3. 치매 지연을 위한 활동은 어떤 것이 있나?

4. 치매환자의 다양한 이상 행동에 대한 대처는?

1. 치매환자의 간병 및 제반 상황관리는 어떻게?

치매환자를 둔 가족은 심한 충격에 빠져 잘못된 대응을 하게 되고, 오히려 치매를 더욱 가속화시켜 환자에게 해가 되는 경우가 있다. 따라서 치매환자를 대할 때는 관련 상황들을 잘 터득하여 원만한 대응이 되도록 해야 한다. 이를 위한 요령은 다음과 같다.

1) 치매환자를 위한 간병관리

가. 당황하지 말고 자연스럽게 대처한다.

치매로 판정받았다고 해도, 평상시처럼 자연스럽게 대하면서 치매의 특징을 이해하고 노인의 성격이나 생활습관 등을 주의깊게 관찰하면서 대처해야 한다.

나. 자존심을 건드리지 않아야 한다.

치매환자의 자존심을 건드리면 우울증이 심해질 수가 있으며, 방문을 걸어 잠그기도 하고 돌보는 사람에 대해서 피해를 주거나 폭력을 쓰기도 한다.

다. 화를 내거나 비웃지 않는다.

치매환자에게 화를 내거나 주의를 주고 비웃으면, 심한 상처를 받아 내성적으로 변하고 말이 없어져 난처한 지경이 되므로 상대를 할 때는 늘 주의가 필요하다.

라. 차분하게 설득한다.

치매환자의 특이 행동이나 무리한 요구 시에 안된다고 할 것이 아니라, 차분히 대화로 설득해서 스스로 하지 않도록 해야 한다.

마. 칭찬으로 붙돋워주고 정서적으로 지지해준다.

가족이 환자와 질병에 대한 느낌을 표현하도록 하고, 올바르게 한 일에 대해서는 칭찬을 해주어 정서적으로 지지를 해준다. 수치스런 이상한 행동에도 환자 입장에서 이해하도록 해야 한다.

바. 응급 대비를 위해 상시 비상연락처를 알아둔다.

갑자기 어려운 일이 생겼을 때를 대비해서 가까운 가족, 친척, 이웃, 친구 등 도움을 청할 수 있는 연락처를 알아둔다.

사. 치매 정보를 공유하고 어려움을 함께 나눈다.

소그룹 활동(가족 모임 등)을 통해서 치매에 대한 정보를 공유하고 상부상조하여 어려움을 나눈다.

아. 치매 관련 복지제도나 시설을 활용한다.

치매환자를 위한 복지제도에 대해 관심있는 정보 수집과 복지관 등 이용시설을 최대한 활용하도록 한다.

자. 잘못된 정보에 현혹되지 말고 전문가와 상의한다.

비전문가의 말에 현혹되어서는 안되고, 정확한 정보 확보를 위해 담당 의사나 간호사와 상의하도록 한다.

【참고 7-1】치매 어르신을 대하는 눈높이 원칙

□ 시시비비를 가리기 위한 논쟁은 하지 않는다.

□ 장황한 논리로 설명하지 않도록 한다.

□ "~라면, 이런 심정이겠네요?"라는 말로 가급적 감정을 알아주도록 한다.

· 자신이 어떤 대우를 받았는지를 머리 속에 다 기억하지 못해도 가슴 속에 감정은
남을 수 있다. 감정에 반응하도록 한다.

□ '아느냐, 기억해보라' 식의 테스트는 하지 않도록 한다.

□ 모르는 것 같으면 정확히 알려주는 것이 좋다.

· 잘못된 정보가 어르신 머릿속에 자리하면, 이후에는 올바른 정보를 드려도 고쳐지기
어렵고 학습효과가 떨어질 수 있다. 학습효과를 거두려면, 추측하도록 테스트하지
말고 처음부터 정확한 정보를 주는 게 낫다.

□ 야단치거나, 지적하고 무시하는 표정은 삼가도록 한다.

□ 윽박지르거나 위협·폭력적인 말과 행동은 하지 않는다.

□ 지나치게 어린아이처럼 대하는 것을 조심하도록 한다.

□ 금지할 행동이 생긴다면, 그 행동을 연상하게 할 자극 요인은 치워두도록 한다.

· 외출을 자극할 만한 신발, 열쇠 등은 보이지 않게 감춘다. 현관문에 실내처럼 보이는
벽지를 붙이거나 커튼을 달아둔다.

□ 한 가지 일에 집착을 보이며 조를 때, 다른 관심사로 주의를 돌려보도록 한다.

· 자기 집에 가겠다는 어르신에게 차나 음식을 드시고 가시라고 하며 주의를 돌려본다.
평소에 어르신이 좋아하는 것(사진, 노래, 간식, 장난감, 악세사리 등)을 준비하도록
한다.

【참고 7-2】치매 어르신의 다양한 욕구 이해하기

욕구의 변화는 치매 어르신의 상태를 반영할 수 있다. 욕구도 뇌의 기능에 의한 것이다. 뇌 기능이 저하될 수록 아이같은 욕구를 보이게 되고 욕구를 참는 것이 점점 어려워질 수 있다. 치매 어르신은 말로 욕구를 적절히 표현하지 못할 수 있으므로 간과하기 쉽다. 여러 가지 정황들로 욕구에 대한 파악을 하여야 한다.

□ 신체적 욕구

- 식사, 수면, 배설의 욕구
- 청결에 대한 욕구
- 독립 보행에 대한 욕구
- 성, 접촉 및 안전에 대한 욕구

> · 신체적 욕구는 뇌 손상에 의해 과도하게 증가하거나 줄어들 수 있다.
> · 치매 어르신의 욕구가 정상적이더라도, 표현에 문제가 있을 수 있다.
> · 신체 욕구 충족이 불충분하면, 이차적으로 정신행동증상이 생길 수 있다.
> · 신체적 욕구와 건강 상태에 대한 꾸준한 관심과 조절이 필요하다.

□ 감정적 욕구

- 외로움과 보살핌에 대한 욕구
- 존중과 인정 받고 싶은 욕구

> · 인지기능이 많아 떨어져도 감정적 욕구는 오랜 기간 남아 있다.
> · 감정 욕구가 좌절될 때, 인지기능 저하나 정신행동증상이 악화될 수 있다.
> · 감정적 욕구를 무시하지 말고, 외롭지 않게 하며 칭찬을 아끼지 않는다.

□ 사회적 욕구

• 소통의 욕구   • 외부 활동의 욕구   • 성취의 욕구

· 자발성이 줄거나 싫어한다고 해서 사회적 욕구가 없다고 단정짓지 않는다.

· 신체적, 환경 적응 어려움 등으로 사회적 욕구 발휘가 어려운 경우 많다.

· 사회적 욕구를 실현하고 창의성을 발휘할 수 있게 기회를 만들도록 한다.

【참고 7-3】치매 어르신의 사회적 활동 격려하기

치매 어르신도 다른 사람들과 마찬가지로 의미 있는 사회 활동(가사일 돕기, 친한 친구나 친지들과의 모임, 환경미화 및 간단한 창조 활동, 종교 활동, 공연 관람 참여하기 등)이 필요하다. 스스로 혹은 다른 사람들의 도움과 더불어 할 수 있는 활동이나, 관심이 있는 활동을 격려하고 지원할 수 있는 방법들을 찾아 행동에 옮기는 것이 중요하다. 의미 있는 사회적 활동을 격려하기 위해서는 다음 사항을 고려해볼 수 있다.

□ 사회적 활동 격려를 위한 고려사항
- 환자가 선호하는 활동을 함께 해본다.
- 환자의 기능과 능력에 맞는 활동을 함께 해본다.
- 환자가 즐거움을 느끼도록 도와주어야 한다.
- 사회적 활동을 위한 현실적 조건을 감안한다.
- 치매가 진행되면 환자의 기능과 관심도 변함을 인지한다

□ 사회적 활동 격려를 위해 행동으로 보여주기
- 함께 활동 계획을 세우고 규칙적 생활 습관을 만들어준다.
- 가벼운 스킨십, 칭찬과 격려를 아끼지 않는다.
- 함께 걷거나 산책하면서 즐거움을 느끼도록 한다.
- 대화의 자리를 수시 마련해서 소통의 기회를 넓힌다.
- 단어 선택을 도와주어 의사표현을 편히 하게 해준다.
- 시범 보이기, 단계 나누기 등을 통해 쉽게 이해시켜준다.
- 어떤 문제에 대해 힌트를 주어서 스스로 하게 한다.
- 수준에 맞는 작은 일거리들을 만들어준다.
- 메모나 그림을 이용해서 혼란을 줄여준다.
- 관련이 있는 상황과 장소에서 이야기 해준다.
- 다치지 않고 겁먹지 않도록 안전한 환경을 만들어준다.
- 다양한 활동을 통해 손과 발, 두뇌를 사용하게 도와준다.

【참고 7-4】간병의 스트레스 극복 방법(전문가 조언)

치매환자를 돌보는 가족의 가장 큰 고통은 간병 시간이다. 가족의 간병의 시간은 하루 평균 10시간에 달한다고 한다. 이 시간은 환자 곁에 있기만 하는 시간이 아니라, 환자의 문제 행동과 이상 심리 증상을 견뎌내야 하는 시간도 포함된다. 이는 치매환자의 고통이 곧 가족의 고통임을 여실히 보여주고 있다. 이러한 고통은 대부분 가족 중 한 사람이 전담하고 있는 실정이다. 통계에 따르면 전체 치매 가족의 약 36%가 혼자서 환자를 돌보고 있다고 한다.

사실 치매 환자의 증상이 중증을 넘어설 경우, 현실적으로 가족이 치매 환자를 돌보는 것은 불가능에 가깝고 모두에게 도움이 되지 않는다. 환자와 가족들이 함께 치매를 극복하고 경험을 공유할 때, 가족애라는 소중한 감정을 느낄 수가 있다. 그렇다면 간병의 스트레스를 극복하는 방법은 어떤 것이 있는지, 전문가들의 조언을 들어보면 다음과 같다.

□ 치매환자를 돌봐야 하는 여러 상황이나 환경에 따라 요양시설에서 돌보는 것이 더 효과적일 수 있다.
□ 집에서 모시기로 했다면 가족 중 한 사람이 치매환자를 전담하는 것은 큰 부담이 돼서 좋지 않다.
□ 가족 간에 불화의 요인이 될 수 있으므로, 팀을 구성하여 돌아가면서 돌보게 되면 커다란 부담을 나눌 수 있다.
　※ 가족 분담(예시) : 환자 직접 부양, 정기적 병원에 모시기, 치매 정보를 검색해 공유하기, 환자 산책 및 운동시키기 등
□ 부모님을 직접 집에서 모시는 것보다는 가까이 살면서 자주 찾아뵙는 편이 더 나을 수 있다.

【참고 7-5】치매환자를 모실 장소의 선택(전문가 조언)

치매환자 가족이 치매 진단 직후에, 가장 먼저 고민되는 문제가 환자를 어디서 보살피느냐다. 이에 대해 전문가들은 다음과 같은 조언을 들려준다.

☐ 가장 최적의 장소는 '사람과 소리가 있는 곳'이라고 말한다.

☐ 전원주택은 최악의 장소로 꼽는다. 치매환자가 여러 사람을 만나고 함께 어울리면서 인지 저하를 늦춰야 하기 때문이다.

☐ 가장 최적의 장소로는 환자가 살던 집이라고 한다. 다만 부양 가족들의 부담 때문에 다들 꺼리는 양상이다.

☐ 치매환자 가족들에게 호응이 갈 수 있는 곳은 바로 '치매 유치원'으로 불리는 치매지원센터이다.

　※ 각 지방자치단체에서 운영하는 치매지원센터는 치매환자를 돌보는 프로그램뿐 아니라, 환자 가족들을 취한 치유 프로그램까지 운영하고 있다.

　※ 치매지원센터의 프로그램을 통해 치매환자를 돌보는 것은 세계적인 추세다. 고급 요양시설을 짓는 데 막대한 예산을 투입했던 기존의 방식은 이미 구식으로 취급받고 있다.

　※ 일본의 경우, 기존의 '병원 입원형' 치료 정책 대신 지역사회에서 환자가 가족과 함께 지내며 치료를 받는 정책으로 추진하고 있다.

☐ 제대로 모실 수 없다면, 요양시설을 적극 이용하는 것도 괜찮다. 그러나 입소는 가족의 상황이 아닌 환자의 여건이나 입장등을 고려해서 결정할 사안이다.

☐ 현실적으로 가장 효과적인 방법은 환자가 가족 및 지역사회와 함께 일상을 보내도록 하는 것이라고 한다.

【참고 7-6】요양시설 선택 및 가족 역할(전문가 조언)

2012년말 기준으로 전국의 요양원은 4,326개, 요양병원은 1,087개다. 요양원과 요양병원의 가장 큰 차이는 의사가 있느냐 없느냐다. 요양을 목적으로 하는 요양원에는 의사가 없지만, 치료를 목적으로 하는 요양병원에는 의사가 있다. 비용적인 측면에서는, 노인장기요양보험 수혜자라면 요양원은 본인 부담금이 월 50만원 정도이고, 요양병원은 월 100만원 정도의 부담이 대부분이다.

□ 좋은 요양시설 선택법

좋은 요양시설을 고를 때는 발품을 팔아 깐깐하게 선택하고, 직접 방문해서 다음 사항을 체크하여 판단한다.

· 입소 환자의 보호자들로부터 이야기를 듣는다.
· 요양시설의 실제 소유주가 치매 전문가인지 알아본다.
· 환자들이 돌아다니며 생기있게 대화를 나누는지 살펴본다.
· 깨끗해도 환자들이 누워있기만 하는 곳은 피하는 것이 좋다.

□ 요양시설 입소 환자를 위한 가족의 역할

입소한 뒤에 치매가 더욱 악화되지 않게 하려면 환자에게 심리적 안정감을 주는 게 필요하다. 해야 할 사항은 다음과 같다.

• 환자가 가족으로부터 버림 받았다는 느낌을 받지 않게 한다.
• 환자를 자주 찾아 엉덩이와 치아 위생 등을 점검한다.
• 환자를 찾을 때마다 스킨십을 많이 하고 산책을 자주 해준다.
• 추억을 떠올릴 수 있도록 환자가 애용하던 소품을 들고 간다.
• 환자를 찾기 전에 이야깃거리를 마련해서 간다.

【참고 7-7】원거리 돌봄의 장점과 단점

□ 장점

- 서로 적절한 거리감을 유지할 수 있다.
- 부모와 자녀 모두 서로 익숙한 곳에서 지낼 수 있다
- 돌보는 사람이 지치지 않는다.
- 이웃에게 부탁함으로써 유대 관계를 쌓을 수 있다.
- 동거할 때보다 공적 간병 서비스를 우선적으로 받을 수 있다.
- 큰 환경 변화가 없어 쓸데없는 스트레스가 쌓이지 않는다.
- 자녀들이 일을 계속할 수 있다.

□ 단점

- 부모님의 상황을 세심하게 파악하기 어렵다.
- 자칫 응급 상황이 일어나면 현장에서 바로 대응이 곤란하다.
- 부모님 집을 오가려면 휴일을 포기해야 한다.
- 교통비 등의 돈이 들어 경제적 부담이 된다.
- 원거리를 운전해 가는데 여유가 없을 수 있다.
- 사정을 모르는 친척 등에서 불효자라고 보는 시선이 있다.
- 부모님의 이웃들과 연락을 긴밀하게 취해야 한다.

【참고 7-8】치매 어르신 가족들의 자기돌봄 수칙

치매 어르신을 돌보는 것은 매우 힘든 일이다. 그래서 치매 어르신을 돌보는 가족들은 환자는 물론 자신의 건강 상태를 수시 점검하고 돌봐야 한다. 육체적으로나 정신적으로 불안정하면 환자를 돌보는 데도 한계가 올 수 있다. 이런 상황에서 치매 어르신 가족들의 자기에 대한 돌봄은 절대적으로 필요하다. 이에 대한 가족들의 자기돌봄 수칙은 다음과 같다.

□ **나, 지금 괜찮을까?**

장기간의 치료가 요구되는 것만큼 치매 어르신과 자신을 위해서 자신의 몸과 마음 상태(신체적 반응, 심리·감정상의 반응, 행동상의 반응 등)를 수시로 살펴야 한다.

□ **나의 몸과 마음 상태를 알려야 한다.**

자신의 육체적·정신적 괴로움도 표현하고, 어려움에 대해 가족 모임이나 필요시 주치의와 상의를 한다.

□ **주저하지 말고 도움을 청해야 한다.**

필요할 때 도움을 받을 지인이나 기관, 국가지원서비스 시스템의 정보를 미리 파악하고 정리해서 적극 활용하도록 한다.

□ **나의 몸과 마음 상태를 알려야 한다.**

치매 어르신을 돌보는데 필요한 각종 정보를 잘 이용하고 새롭고 유익한 정보는 놓치지 않도록 한다.

□ 제반 상황들에 대해 미리미리 챙겨둔다.

재정 문제나 의학적 문제, 시설 사용 등으로 곤란을 겪지 않도록 사전 대비해 미리 준비해둔다.

□ 나만을 위한 시간 설계를 해둔다.

자신을 돌보는 일상 시간을 소홀히 여기지 않는다. 몸과 마음에 활기를 불어넣을 수 있는 운동, 여가 등의 휴식 시간을 일상 속에서 챙기도록 한다.

【참고 7-9】삼킴장애 주요 증상 및 대처법

□ 삼킴장애 주요 증상

- 씹기 어려움
- 삼킴 후 목에 이물질감/ 잔류감
- 코로 역류됨
- 삼킴 지연
- 침 흘림
- 식후 목소리의 변화(쉰소리)
- 식사 중 혹은 식후에 기침 및 목 메임 등

□ 삼킴장애 검사방법

- 물 마시기 검사

  - 3cc의 물을 마시고 사례가 걸리는지, 호흡 변화, 쉰 목소리가 나는지를 평가

- 반복적인 침 삼키기 검사

  - 음식물 없이 침을 반복해서 삼킴하여 30초 동안 몇 번이나 삼킴 운동이 일어나는지 평가(3회 이상이면 가벼운 삼킴장애로 판단)

- 음식물 검사

  - 찻숟가락 한 스푼 정도의 푸딩(약 4g)을 먹여보고 사례 증상이 있는지, 입안에 음식이 남는 것이 있는지 등을 평가

- 장비를 이용한 검사

  - 비디오투시 삼킴 검사 : X-선을 사용하여 평가하는 검사로서, 조영제가 포함된 검사용 음식을 이용해 삼킴 운동을 동영상으로 기록하여 삼킴장애를 진단하는 검사

  - 삼킴 내시경 검사 : 부드러운 후두 내시경으로 검사를 시행하면서, 동시에 기록한 동영상을 보며 삼킴장애를 평가 진단하는 방법(와상환자는 침상에서 검사 가능)

□ 삼킴장애 대처법

- 삼킴장애로 발생할 수 있는 합병증을 예방하거나, 삼킴장애를 개선하기 위해서는 입안 위생을 유지한다. 삼킴의 적절한 자세로 영양 상태를 관리하고 탈수를 방지하는 것이 중요하다.

- 환자의 삼킴장애 정도에 따라 개개인 음식물의 *끈끈한* 정도(점도)를 결정하고, 보통 삼킴장애 초기에는 점도가 높은 음식이 안전하며 삼킴기능 향상에 따라 정상 식이까지 조절이 가능하다.

- 삼킴장애가 심할 경우에는 간접적 영양 방법으로 비위관 영양(콧줄영양), 위루관 영양, 구강 식도관 영양을 하기도 한다.

- 식사 자세 교육 : 머리를 앞쪽으로 약간 숙이고, 턱을 당긴 채로 90도로 바르게 앉아있는 자세가 좋다. 하지만 환자마다 삼킴이 효과적으로 이루어지는 자세가 있을 수 있으므로, 필요에 따라 턱 내리기, 고개 돌리기, 고개 옆으로 숙이기 등의 자세를 취할 수도 있다.

- 삼킴훈련
  - 심호흡(코로 마시고 입으로 내쉬기)
  - 고개 좌우 돌리기(목운동으로 목 부위 관절 범위를 개선)
  - 어깨 상하 운동
  - 뺨을 부풀리고 빨아들이기
  - 입안에서 혀를 좌우로 굴리고 혀를 내밀고 당기기
  - 된소리 발성하기
  - 온도 촉각치료(입안에 차가운 감각을 주게 되면 삼킴 반사의 감수성을 높여 삼킴반사를 촉진하는 효과가 있음)
  - 바닥에 누운 상태에서 고개를 들어 발끝을 보는 운동은 후두거상근을 강화시켜줌

【참고 7-10】욕창의 원인과 예방법

□ **욕창의 원인**

• 압력

  - 욕창의 발생 원인은 신체 일부에 정상 혈액순환보다 높은 압력이 장시간 지속적으로 가해져 발생한다.

• 습기

  - 습기가 있을 경우 욕창 발생률이 5배 정도 증가한다.

• 체온

  - 체온이 섭씨 1도 상승하면, 대사 요구와 조직의 산소 요구량이 10% 상승되어 괴사가 일어날 수 있다. 따라서 체온이 3도 이상 높아지면 욕창 발생이 높아진다고 할 수 있다.

• 영양 상태

  - 영양 상태가 좋지 않으면, 세포로 산소 공급이 감소되고 압력에 대한 민감성이 증가되어 욕창 발생 위험이 높아진다.

• 기타

  - 흡연, 당뇨, 감염, 부종, 비만, 마른 사람, 신경장애, 스테로이드제 투여 시 욕창 발생 위험이 증가될 수 있다.

□ 욕창 예방법

• 지속적인 압박 방지

 - 적절한 체위 유지 및 체위 변경을 2시간마다 해준다.

 - 침대 머리는 30도 이상 높이지 않으며, 휠체어를 탄 경우 30분마다 자세를 바꾸어준다.

 - 압박 제거 보조기(변압침대, 진동침대, 물이나 공기침대, 스폰지, 쿠션 등)를 사용한다.

• 혈액순환의 증진

 - 심장, 호흡, 혈액순환의 기능을 유지하고 개선한다.

 - 담배의 니코틴은 혈관을 좁게 하고, 혈액과 산소 및 영양 공급을 방해하므로 금연한다.

• 피부를 건조하고 청결하게 유지하며 피부 자극 방지

 - 분비물과 배설물을 빨리 제거하고 더러워지거나 젖은 옷, 시트는 빨리 갈아준다.

 - 침구는 부드러운 것, 이불은 가능한 가벼운 것으로 사용한다.

• 충분한 영양분과 수분 섭취

 - 고단백, 고칼로리, 비타민 등 영양소가 풍부한 식사를 한다.

 - 하루에 대략 30~35cal/kg의 열량과 1.25~1.50g/kg의 단백질 섭취를 한다.

 - 비타민과 미네랄 등의 영양보조제를 섭취한다.

3) 치매환자의 환경 관리

치매가 심해질수록 판단력과 신체기능이 현저하게 떨어져 환경 변화에 적응하기 어렵다. 그리고 주변에 불안 요소가 다분히 있으므로 늘 조심해야 할 부분들이 많다. 이러한 상황에서 환자를 보호하기 위해서는 다음과 같은 환경관리를 해주어야 한다.

가. 쓰레기통 속에 물건을 감추거나 소변을 볼 수 있어 뚜껑은 항시 덮어둔다.

나. 가구 이동이나 이사를 할 경우는 환자를 불안하게 하기 때문에 가급적 환경 변화를 줄여야 한다.

다. 층계에는 넘어질 위험성이 있으므로 손잡이나 난간을 해주고, 층계 끝이 보이도록 색 테이프로 붙여 표시를 해준다.

라. 밤 동안에 희미한 불을 켜두거나 야간등을 켜둔다.

마. 애완동물은 키우지 않는 것이 좋다.

바. 주 활동지는 가족들이 잘 관찰할 수 있는 위치 내에 둔다.

사. 전기제품의 온도조절장치 조작법은 간단히 써 붙여둔다

아. 공포감이나 환상을 줄 수 있는 자극적인 TV화면은 주의한다.

자. 긴급 연락처(상담자, 병원, 치매센터, 소방서, 경찰서 등)는 미리 알아두고 기록지를 보이는 곳에 남겨 놓는다.

4) 치매환자의 위험물 관리

치매환자는 판단력과 기억력이 저하되어 위험물에 대한 자기 보호능력이 떨어져 위험 요소가 늘 상존해 있다. 따라서 간호인은 환자의 안전을 위하여 주변의 위험요인들을 사전에 제거해야 한다. 또한 위험물 정비 시스템을 체계적으로 관리하여야 한다.

가. 칼이나 날카로운 도구들은 자해를 하거나 위해를 가할 수 있으므로 손에 닿지 않는 곳에 보관한다.

나. 전선, 다리미, 망치, 성냥, 세제, 비닐봉지(질식) 등은 위험한 물건으로 손에 닿지 않는 곳에 보관한다.

다. 약은 노인의 손에 닿지 않도록 보관하고 시건장치를 해둔다.

라. 낙상의 위험이 있는 2층보다는 1층이 적합하며, 계단의 낙상 위험을 주의하도록 한다.

마. 화장실 변기와 목욕통 주변에는 미끄러지지 않도록 손잡이 등 안전장치를 설치해둔다.

바. 음식물은 잘 보관하되 환자가 마음대로 먹지 않도록 한다.

사. 부엌 가스관은 꼭 안전하게 잠그고 연기 탐지기를 설치한다.

아. 응급시를 대비해 기본적인 응급조치법을 숙지해두고, 구급약 도 상시 비치해둔다.

자. 환자가 이동하는 길에는 넘어질 수 있는 장애물을 제거한다.

5) 치매환자의 배변 관리

요실금과 변실금은 뇌의 기질적 장애 또는 요도나 항문 괄약근이 이완되기 때문에 생기는데, 불결해서 간호하기가 힘든 일이다. 실금을 시작하게 되면 의사와 상담해서 치료가 되도록 하여야 한다. 요실금과 변실금에 대한 배변 관리 대비 방법은 다음과 같다.

가. 수분과 섭취하는 음식물의 질과 양을 조절해 대비해야 한다.

나. 취침 2시간 전을 제외하고, 낮 동안에는 충분한 수분을 섭취하게 하여 요실금·변실금의 상황을 줄여야 한다.

다. 간식, 식후 30분 후에는 필히 화장실에 가는 습관을 기른다.

라. 증상이 심한 경우는 비뇨기적 검진을 받도록 한다.

마. 환자가 대소변 실수를 한 것에 대해 나무라지 않도록 한다. 변실금이 걱정될 때는 걸을 시에 변이 떨어지지 않도록 바지 끝에 고무끈을 달아준다.

바. 실수를 했을 때 놀라거나 당황하지 말고 옷을 갈아 입힌다.

사. 식사 전, 외출 전에 화장실에서 대소변을 볼 수 있게 한다.

아. 낮에는 될 수 있는 대로 기저귀를 사용하지 않는다. 증상의 통제가 어려운 경우에는 기저귀를 사용한다. 치매환자는 기저귀를 해야 하는 이유를 알지 못해 밑이 지저분하면 빼내 버리기도 한다. 기저귀 사용은 자존심을 상하게 할 수 있어 주의가 필요하고, 피부염이나 욕창, 요도감염 등의 위생관리에도 관심을 기울인다.

자. 뒤처리를 스스로 할 수 없을 때는 뒤에서 닦아주도록 한다.

차. 갑작스런 배변을 쉽게 할 수 있도록 편안한 옷을 입힌다.
배설 기록을 달력에 기재해두고 주기적인 상황을 관찰한다.

카. 공공장소에서 옷을 벗으려고 할 때는 화장실에 데려간다.

타. 화장실 문을 열어 놓아 용변을 편히 볼 수 있도록 도와준다.

파. 설사를 할 경우를 대비하여 음식 환경에 주의를 기울인다. 설사가 자주 일어날 때는 섬유류가 적은 음식을 준다.

하. 누어 있는 환자에게는 손에 양말이나 장갑을 쥐어줘, 신경이 손에 쓰이도록 함으로써 누여서 옷을 갈아주도록 한다.

【참고 7-11】치매환자 배변활동의 올바른 습관과 정보

□ 치매환자의 배변 활동을 위한 올바른 습관

- 적절하고 규칙적인 배변 습관을 갖는다.
- 아침식사 후 30분 이내 화장실에서 대변을 보도록 한다.
- 가급적 배변을 매일 보도록 하고, 느낌이 올 때는 바로 화장실로 간다.
- 배변 시 10분 이상 오래 앉아 있지 않는다(항문 질환 유발)
- 좌욕(약 40℃ 물로 약 10분 정도)을 자주 사용해 항문 주위의 혈액순환이 잘 되게 한다.
- 삼시 세끼를 거르지 않도록 규칙적인 식사를 하되, 특히 아침 식사는 꼭 챙긴다.
- 섬유질이 풍부한 음식(채소, 과일, 현미, 옥수수, 콩, 통밀 등)을 섭취하면 대변을 부드럽게 만들며, 대변의 양을 많게 하고 대장 통과 시간을 줄여 변비를 개선시켜 준다.

- 물은 최소한 하루 1.5리터 정도 섭취한다(음료수 잔 7~8컵)
- 커피, 차, 술 등은 소변량을 증가시켜 탈수를 조장하고 변비를 악화시킨다.
- 변비 해소에 도움이 되는 규칙적인 운동으로 신진대사 및 장운동을 촉진시킨다. (걷기, 달리기, 조깅, 수영, 줄넘기, 윗몸 일으키기 등)
- 복근 강화 운동, 복식 호흡, 복부 마사지, 장운동을 도와주는 체조를 꾸준히 한다.
- 좌변기 사용 시 발 밑에 받침대를 사용해, 배변 시 좀 더 웅크리는 자세를 취하도록 만들어 준다.

□ 치매환자의 배변 활동을 위해 알아두면 좋은 정보

- 배변 횟수

  주 3회 이하면 변비 의심, 변비는 당뇨 및 갑상선 기능 저하증 등 대사성 질환이나 중추신경계 질환 때문에 생기기도 한다. 이완성(긴장 감퇴성) 변비는 대장 운동 능력이

떨어져 배변 활동이 원활하지 못한 노인 환자에게 많으며 오래 누워 있는 환자에게도 흔하다.

• 식이섬유 섭취

성인은 하루 20~30g의 식이섬유 섭취가 필요하며, 변비가 심하면 장 속 내용물과 세균의 접촉 시간이 길어진다. 또한 아랫배에 불편함이 느껴지고 복통, 수면 장애 등 2차 문제도 있을 수 있다.

• 수분 부족

물을 충분히 마시지 않거나, 배변 습관이 불규칙하고 나이, 운동 부족, 환경 변화 등에 의해 변비가 생길 수 있다.

• 만성 변비

식욕 부진과 소화 불량이 생기는 것은 변비를 악화시키는 악순환으로 이어지며, 우울증의 원인이 되기도 한다. 전체 인구의 약 8% 이상이 변비로 고생하고 있으며, 여자가 남자보다 3~4배 많고 나이가 들수록 변비 환자가 많다.

6) 치매환자의 개인위생 관리

치매환자는 장기간에 걸쳐 위생관념의 변화가 나타나는데, 그러한 행동을 실행하는 것은 단기기억을 이용하도록 한다. 개인위생 관리를 위해서는 다음과 같은 행동을 유의해 둘 필요가 있다.

가. 가급적 양치질을 스스로 하도록 하고 치주염과 충치 예방에 신경을 써서 관리해야 한다.

나. 의치는 적어도 하루 한 번씩 부드러운 솔로 닦아 불순물을 제거한다. 의치를 뺀 다음에는 입안을 헹구어 청결히 한다.

다. 손발톱은 주기적으로 짧게 깎아준다.

라. 면도는 매일 할 필요는 없지만, 턱수염이나 콧수염은 지저분할 수 있으므로 짧게 관리하는 것이 좋다.

마. 여성 환자는 자존감을 높이도록 화장을 하도록 도와준다.

바. 몸을 자주 씻어서 냄새가 나지 않도록 관리한다.

사. 옷은 2~3일 간격으로 갈아 입혀 청결을 유지하도록 한다.

7) 치매환자의 목욕 관리

치매환자는 자신이 왜 목욕을 하는지 그 이유를 이해하지 못한다. 특히 벌거벗고 있는 동안에는 자신에게 위해가 가해질 것으로 오해할 수 있다. 그리고 욕조에 들어가 앉아 있는 것을 마치 벌을 서는 것으로 착각하고 거부하기도 한다. 치매환자의 목욕 등 청결을 유지하기 위해서는 다음과 같이 한다.

가. 목욕을 주저할 때는 억지로 시키지 말고 연기하는 게 좋다.

나. 목욕탕에서의 냉해, 화상 등의 안전사고에 유념하여야 한다

다. 목욕은 1주일에 2회 정도로 하되 10분 내외가 적당하다.

라. 겨드랑이, 회음부 등은 구석지게 닦되 상처 입지 않게 한다

마. 약한 비누와 피부 연화제를 사용하여 피부 건조를 방지한다.

바. 욕탕 바닥이 미끄럽지 않도록 바닥에 고무매트를 깔아둔다.

사. 목욕 후에는 물기를 완전히 닦아내고 파우더를 뿌려준다.

아. 바닥은 문턱과의 차이를 없애고 넘어지지 않도록 한다.

자. 비누를 먹거나 샴푸를 마실 수 있어 손이 닿지 않도록 한다.

차. 목욕은 치매환자가 원하는 방법으로 해주는 것이 좋다.

카. 목욕을 시킬 때는 플라스틱 의자를 이용하거나, 변기 위에 앉혀서 하는 것이 편리하다.

8) 치매환자의 체력관리

치매환자는 말기가 되면 신체적 장애가 생겨서 제대로 걷지도 못하고 전신의 근육이 경직된다. 더구나 심할 때는 경련성 발작이 일어난다. 따라서 치매환자는 근육이 경직되지 않도록 해야 하며, 거동을 할 수 있을 만큼 운동을 지속적으로 하도록 한다. 환자의 상태에 따라 다음과 같은 체력관리를 해주어야 한다.

가. 근육이 경직되었을 때

① 손으로 경직된 근육이 풀어지도록 마사지해 준다.

② 손바닥으로 근육을 두드리며 부드런 솔로 피부를 문지른다.

③ 손으로 경직된 부위의 근육을 쓰다듬어 준다.

나. 간단한 움직임이 가능할 때

① 관절을 움직이지 않은 상태에서 온 몸에 힘을 주었다 빼는 운동을 실시하게 한다.

② 누운 상태에서 팔다리를 구부렸다 펴고, 옆으로 움직이는 운동을 지속적으로 하도록 한다.

다. 스스로 스트레칭을 하지 못할 때

① 간병인이 환자의 표정을 살피면서 천천히 스트레칭을 시켜준다. 환자가 고통스러운 표정을 지으면 멈추어야 한다.

② 누워있는 상태에서 보호자나 간병인이 환자의 팔다리를 구부렸다 펴주고, 옆으로 눕는 운동을 지속적으로 해준다.

라. 기타

① 환자가 어느 정도의 균형을 잡을 수 있으면 스스로 일어나는 운동을 하도록 한다.

② 스스로 일어설 수 있다면 지지대나 간호사의 손을 잡고서 몸을 양쪽으로 흔드는일 어나는 운동을 하도록 한다.

③ 다리를 번갈아 앞으로 내밀었다 들이는 운동을 하도록 한다.

④ 어느 정도 훈련이 되면 걷기를 스스로 시행하도록 한다.

2. 치매환자와의 원만한 대화 방법은?

치매환자는 일반인과의 대화하기가 쉽지 않다. 원만한 대화를 나누기 위해서는 치매의 진행 단계에 맞도록 하고, 안정적인 생활에 도움이 될 수 있게끔 하여야 한다.

1) 환자의 입장에서 배려하는 대화를 한다.

치매환자와 대화를 할 때는 간병인의 입장에서 말하지 말고, 환자의 입장을 고려하여 대화하도록 한다.

2) 대화의 속도는 환자의 상태에 맞춘다.

치매환자와 대화를 할 때 그 속도는 환자의 상태에 맞게 짧은 단어로 천천히 말해야 한다. 대답은 충분한 시간을 두고 기다린다.

3) 환자의 말에 귀 기울여 들어준다.

치매환자의 말에는 필요 없는 것이 많고 이해하기 어려운 경우가 많지만, 귀찮아하지 말고 정중히 들어주는 노력이 필요하다.

4) 시력 및 청력 장애의 환자에게는 오감을 이용한다.

청력이 안 좋은 노인에게 되도록 가까이서 정확한 발음과 낮은 톤으로 천천히 몸짓과 표정으로 대화를 한다. 시력이 나쁜 노인에게는 주로 촉각과 청각을 이용하여 대화를 하도록 한다.

5) 자존감을 상할 부정적인 말은 하지 않는다.

안된다는 표현의 부정적인 말은 환자의 자존감을 상할 수 있기 때문에 되도록 사용하지 않는 것이 좋다. 그리고 환자의 입장을 감안해서, 해서는 안되는 상황은 그 이유를 충분히 설명해 준다.

6) 과다한 질문은 억제하도록 한다.

환자가 답하기 싫은 표정인데도, 계속 질문을 하게 되면 대화를 중단하게 되거나 아예 답변을 하지 않을 수 있으므로 주의가 필요하다.

〈치매 어르신과의 의사소통 자세〉

• 존중하는 자세로 고개를 움직여 반응하고 귀 기울여 듣는다.
• 쉬운 단어로서 짧은 문장으로 한다.
• 낮은 톤으로 차분하게 천천히 분명하게 소통한다.
• 동작을 사용해 가까이서 눈을 맞추고 부드러운 미소로 한다.

【참고 7-12】치매 어르신과의 의사소통 기술

☐ **재촉하지 않는다.**
- 치매 어르신의 말과 행동 속도를 감지하고 적응하도록 한다
- 치매 어르신이 원하는 것을 생각하고 설명할 시간을 준다.

☐ **듣고 있다는 것을 알려준다.**
- 몸짓(끄덕끄덕)이나 말로(그래서요, 그렇군요) 반응하며 말하기를 격려한다.

☐ **알아들었다고 해서 말을 끊지 않도록 하다.**
- 치매 어르신의 말이 다 끝나기 전에 미리 판단하여 중단시키지 않는다. 하려는 말을 알아차렸더라도 "~이런 거에요?"라고 되물어서 확인한다.

☐ **부정의 표현을 줄인다.**
- "안 돼요", "하지 마세요"보다는 "이렇게 해보세요"라고 표현을 바꾸어 본다.

☐ **긍정을 유도하도록 한다.**
- "산책 할까요?"는 "아니"라는 거절을 유도하기 쉬우므로,   "산책해요"(청유하듯이)라는 말로 긍정을 이끌어낸다.

☐ **당연한 것이라도 선택하게 하는 대화문을 건넨다.**
- 선택하개 바라는 것을 후자에 묻도록 한다. "검정 옷이 좋아요. 노란 옷이 좋아요?(노랑)"

☐ **한 번에 한 가지만 질문한다.**
- 치매 어르신에게 여러 가지를 물으면 압도 당하는 느낌이 들며 혼란스러울 수가 있다.

☐ **이유가 궁금할 때는 구체적으로 묻는다.**
- 밥 먹기 싫다고 할때에는 "왜요?"라고 묻기보다는 "입맛에 안맞으세요?", "조금 이따가 드시겠어요?"라고 구체적으로 묻는다.

3. 치매 지연을 위한 활동은 어떤 것이 있나?

치매는 조기에 치료하고 장기적으로 잘 관리하는 것이 중요하다. 이를 위해서는 치매를 지연하기 위한 방법들을 모색할 필요가 있다. 다음과 같은 활동으로 환자를 간호해주는 것이 좋다.

1) 자신의 과거를 회상하도록 한다.

지나간 과거를 회상하게 되면, 자신을 되찾을 수 있고 생동감을 얻을 수 있다. 그리고 불안이나 당황스런 기분이 가라앉아 안정감을 유지할 수 있다.

2) 1일 일과표를 작성하여 규칙적인 생활을 하게 한다.

치매 상태가 되면 자립성을 잃게 되어 일상생활이 일정하지 못하게 된다. 따라서 환자의 습관에 맞도록 1일 일과표를 작성해서 규칙적으로 생활하도록 도와준다.

3) 냉·난방, 온·습도, 환기 등 환경을 적절히 맞춰준다.

나이가 들면 체온 조절 능력이 감퇴되어, 건강을 해칠 수 있으므로 실내 온도 등 시설 환경을 적절하게 조절하여 준다.

4) 탈수 방지를 위해 충분한 물을 제공해준다.

치매환자는 물을 마시고 싶어도 요구할 줄 모르기 때문에 탈수 상태가 될 수가 있다. 하루에 세 번 식사 때마다 국과 물을 충분히 마시도록 해준다.

5) 인지훈련을 증진하도록 한다.

뇌를 사용하는 인지훈련을 통해서 기억력, 판단력, 사고력 등을 증진하여 치매를 지연시키도록 한다.

6) 가벼운 일들로 남아 있는 능력을 활용하도록 한다.

집안이나 주변 생활에서 아주 가벼운 일들을 찾아서 남아 있는 능력을 최대한 활용할 수 있도록 도와준다.

4. 치매환자의 다양한
이상 행동에 대한 대처는?

배회는 아무 계획이나 목적지 없이 여기 저기 돌아다니는 것을 말한다. 치매환자의 배회는 기억력 상실이나, 시간과 방향감각의 저하로 인해 집 밖으로 나가려 한다. 또한 배가 고프거나 화장실을 찾지 못할 때 집 밖으로 돌아다니려고 한다. 배회는 길을 잃을 수 있고, 낙상이나 신체적 손상이 있으므로 주의 깊은 관찰과 돌봄이 필요하다. 치매환자의 배회 행동에 대한 대처방법은 다음과 같다.

1) 치매환자의 배회 행동 대처법

가. 환자를 위해서 안전하게 배회할 수 있는 공간을 만들어준다.

나. 잠 자기 전에 산책을 하거나, 단순한 일거리를 만들어줘 피곤하게 함으로써 야간에 배회하는 것을 줄이도록 한다.

다. 배회 행동이 심한 노인은 나가지 못하도록 하고 별도 관리를 해야 한다. 그리고 옷이나 팔찌 등에 명찰을 부착해 둔다.

라. 배회를 예방하기 위해 현관이나 출입문에 벨을 달아 놓는다.

마. 가출 시는 가출인 신고센터(182번)나 파출소에 신고한다.

바. 밤에도 불을 켜놓아 집안을 어둡게 하지 않도록 한다.

사. 고향이나 가족, 친구 등과 대화를 나눠 정서적인 불안감을 줄여서 배회하지 않도록 한다.

【참고 7-13】치매환자의 배회 실종예방 지원서비스

□ 거주지 인근 경찰서나 지구대, 치매안심센터에서 지문사전등록 신청을 한다. 미리 지문을 등록해 두면, 실종 시 등록된 자료를 활용해 신속하게 대처할 수 있다.

□ 주소지 관할 치매안심센터에서 치매환자로 등록하고, 배회가능 인식표를 발급 받을 수 있다. 인식표는 스티커 형태로 숫자와 영문자의 조합으로 구성되어 있으며, 옷에 다림질로 간편하게 붙여 사용할 수 있다. 세탁을 해도 내용이 지워지지 않는다.

□ 노인장기요양서비스의 복지용구에 배회감지기를 신청할 수 있다. 장기요양 등급을 받은 수급자는 본인 부담금 지불로 대여 가능하다. 위치 추적이 가능해 실종 시 찾는데 도움이 된다.

□ 치매가족협회를 통해 안심귀가 팔찌 무료 신청이 가능하다. 팔찌는 치매환자가 보호자와 연락이 닿을 수 있는 장치로, QR코드를 스캔하면 비상연락처 확인 및 위치 공유가 가능하다.

□ '치매체크 앱'을 활용할 수 있다. 배회 위험이 있는 어르신을 등록하여 배회감지기 기능을 활용할 수 있으며, 안심존을 설정하면 이를 벗어날 경우 알람 기능까지 지원받을 수 있다.

□ 실종 시 112에 신고한 후 평상시 잘 가던 곳이나 가고 싶다는 말을 자주 했던 곳, 과거 실종 경험이 있던 지역, 집 주변 및 정류장, 큰 도로나 과거 살았던 지역 및 추억이 깃든 곳을 찾아본다. 최근 사진을 보관하고 특이사항을 점검해둔다.

□ 이웃이나 아파트 경비원 등에게 환자의 상태에 관해 알리고, 집 근처 경찰서에 치매환자 실종 위험을 알려둔다. 실종 예방 지원서비스를 활용하고 배회인식표 번호는 미리 적어둔다.

2) 치매환자의 폭력적인 행동 제어방법

치매환자의 폭력적인 행동은 신체적으로 때리고, 밀고, 물건을 던지거나 발로 차는 행동이 있을 수 있으며, 언어적으로는 욕하거나 소리 지르기 같은 폭언을 반복하는 경향이 있다. 이러한 폭력적인 행동을 줄이려면 다음과 같이 하도록 한다.

가. 폭력을 행사하면 상황을 피해 안전을 확보해야 한다.
- 그 장소를 일단 피하도록 하고, 환자를 잠시 다른 곳으로 데리고 나가서 흥분을 가라앉히도록 한다.

나. 갑작스럽게 치매환자의 몸에 손을 대지 않는다.
- 말보다 앞서 몸에 손을 대거나 소리를 지르면, 놀라서 폭력을 행사할 수 있으므로 이들을 말로 해결하도록 한다.

다. 몸을 갑자기 움직이지 않는다.
- 몸을 갑자기 움직이면, 두려워하는 모습을 보이기에 몸을 천천히 움직여 말을 하면서 도와주도록 한다.

라. 화나게 하지 않는다.
- 치매환자를 화나게 하거나, 반박하게 하는 일은 폭력을 가져올 수 있으므로 화나게 해서는 안된다.

마. 귀찮게 하지 않는다.
- 치매환자가 싫어하는데도 계속 질문하거나, 싫어하는 행동을   계속하면 폭력

행동이 나올 수 있어 귀찮게 하지 않는다.

　바. 무기가 될 만한 것들은 사전에 제거한다.
　- 치매환자에게 폭력성인 성향이 있는 경우는, 무기가 될 만한 　　 물건들을 치워서 손에 닿지 않도록 한다.

　사. 폭력의 원인이 무엇인지 파악하고 원인을 제거한다.
　- 치매환자는 자신이 무시 당하거나, 하는 일에 방해를 받는다고 생각되면 폭력을 내보일 수 있다. 그 상황을 파악해서 원인을 해소하고 폭력을 쓰지 않도록 한다.

　아. 이해가 되도록 잘 설득해야 한다.
　- 공격적이거나 난폭한 행동이 이유없이 나타날 경우, 잘못된 상황 판단일 수 있기에 충분한 설명으로 설득을 해야 한다.

【참고 7-14】응급입원(정신건강복지법 제50조)

□ 정신질환자로 추정되는 사람으로서, 자신의 건강 또는 안전이나 다른 사람에게 해를 끼칠 위험이 큰 사람을 발견한 사람은, 그 상황이 매우 급박하여 제41조부터 제44조까지의 규정에 따른 입원 등을 시킬 시간적 여유가 없을 때에는, 의사와 경찰관의 동의를 받아 정신의료기관에 그 사람의 응급입원을 의뢰할 수 있다.

□ 제1항에 따라 입원을 의뢰할 때에는, 이에 동의한 경찰관 또는 구급대원은 정신의료기관까지 그 사람을 호송한다.

□ 정신의료기관의 장은 제1항에 따라 응급입원이 의뢰된 사람을 3일(공휴일은 제외한다) 이내의 기간 동안 응급입원을 시킬 수 있다.

□ 제3항에 따라 응급입원을 시킨 정신의료기관의 장은, 지체없이 정신건강의학과 전문의에게 그 응급입원한 사람의 증상을 진단하게 하여야 한다.

□ 정신의료기관의 장은 제4항에 따른 정신건강의학과 전문의의 진단 결과, 그 사람이 자신의 건강 또는 안전이나 다른 사람에게 해를 끼칠 위험이 있는 정신질환자로서 계속하여 입원할 필요가 있다고 인정된 경우에는, 제41조부터 제4조까지의 규정에 따라 입원을 할 수 있도록 필요한 조치를 하고, 계속하여 입원할 필요가 없다고 인정된 경우에는 즉시 퇴원시켜야 한다.

□ 정신의료기관의 장은 제3항에 따른 응급입원을 시켰을 때에는, 그 사람의 보호의무자 또는 보호를 하고 있는 사람에게 입원이 필요한 사유·기간 및 장소를 지체없이 서면으로 통지하여야 한다.

【참고 7-15】인권보장을 위한 강제입원 제한
(새로운 건강복지법 개정<2017.5.30>)

□ 강제입원 절차 개선
- 기존 강제입원시 전문의 1인의 진단으로 입원하였으나, 정신건강복지법은 서로 다른 정신의료기관 소속인 전문의 2인의 진단을 받아야 2주 이상 입원 가능
- 모든 강제입원은 1개월 이내에 입원적합성심사위원회에서 입원적합성 여부 심사를 받아야 함
- 기존 강제입원 시 6개월에 1회 입원기관 연장심사를 했으나, 입원 초기에 3개월 간격으로 실시하도록 기간을 단축

□ 정신질환자 차별 해소
- 정신병의 경중과 무관하게 모든 환자를 정신질환자로 정의했으나, 개정된 정신건강복지법에서는 정신질환의 법적의미를 정신질환으로 독립적 일상생활을 하는데 중대한 제약이 있는 사람으로 축소
- 우울증 등 경증환자도 이미용사, 언어재활사, 화장품제조판매업 등의 자격을 취득하고 사회생활을 할 수 있게 됨

□ 정신건강증진·복지서비스 근거 마련
- 국가·지역 정신건강증진계획을 수립하고 이에 따라 정신질환의 예방, 조기발견 등 정신건강증진사업을 실시하도록 규정
- 정신질환자의 복지서비스(고용·교육·문화서비스 지원, 지역사회통합지원 등)에 관한 규정을 신설

□ 동의입원 신설

• (제42조) 자의에 의한 입원이라도 보호의무자의 1인 동의를 받아 입원하고, 퇴원 시 정신
건강의학과 전문의 판단으로 72시간 동안 퇴원을 제한할 수 있는 '동의입원' 제도를 신설

• (제44조제2항 신설) 자·타해 위험이 의심되는 사람의 행정입원을 경찰관이 요청할 수 있
도록 하여 경찰관과의 적극적 개입 근거 마련

※ 다만, 행정입원의 직접적인 신청은 정신건강의학과 전문의나 정신건강전문요원만이
할 수 있으며, 경찰관은 전문의나 전문요원에게 신청을 '요청'할 수 있어 과도한 인권침
해 예방이 가능토록 함

3) 치매환자의 반복적인 행동 통제방법

치매환자는 거의 습관적으로 동일한 행동이나 질문을 반복적으로 하는 경우가 많다. 그 이유는 자신의 안전을 확보하고 싶다거나, 자신이 원하는 답을 구하지 못할 경우에 나타난다. 또는 다른 사람의 관심을 끌기 위해서 그런 모습을 보이는 때가 있다. 이럴 경우에는 다음과 같은 통제 방법으로 대처해야 한다.

가. 반복행동은 환자가 원하는 것이 있기에, 바로 해결해주어 짜증이나 화를 내지 않도록 한다.

나. 반복행동의 원인이 무엇인지를 알아서 미리 해결해준다.

다. 원인을 해결해주기 어려울 때는 대화로 그 이유를 설득한다.

라. 반복적 행동이 위험하지 않을 경우 행동을 제한하지 않는다.

마. 좋은 음식, 과거 즐겁던 얘기, 고향, 친구 등의 대화로 관심을 다른 곳으로 돌려 회유한다.

바. 단순 일거리(빨래 접기, 나물 다듬기 등)를 줘서 신경을 다른 곳으로 돌린다.

사. 무엇을 할 수 있다는 심리적 안정감을 갖도록 도와준다.

아. 때로는 선의의 거짓말도 필요하고, 말로 하기 곤란할 경우에는 글로 써서 상황을 전달함으로써 안심하게 한다.

Tip14. 치매환자 치료 시 가족들의 유의사항

치매 증상은 개인마다 차이가 있고 원인과 주변 상황 등에 따라 다르게 나타날 수 있다. 아래 증상들이 반복적으로 일어날 경우 한번은 치매를 의심해볼 필요가 있다. 치매로 의심될 경우 인근 보건소나 전문병원에 가서 상담을 받아보는 것이 좋다.

1. 환자는 따뜻한 치료를 받을 권리가 있음을 잊지 마라.

• 치매는 나 혼자만의 병이 아니라, 온 가족이 같이 협력해서 이겨내야 하는 가족의 병이다. 환자의 불편한 것들을 찾아서 해결해주는 적극적인 자세가 필요하다.

2. 학문적 근거가 없거나 검증 안된 민간요법에 의존을 피하라.

• 완전한 치료법처럼 왜곡된 잘못된 민간요법 정보로 인해, 남에게 좋을 수는 있지만 정작 환자 당사자에게는 해악이 될 수도 있다. 즉 민간요법을 맹신하는 것은 병의 회복을 위험하게 할 수 있다.

3. 위중한 병 치료를 하는데 주변의 훈수에 귀 기울이지 마라.

• 비전문가인 주변 사람들의 부정확한 훈수에 자칫 더 큰 병을 가져올 우려가 있으므로, 의료진 주치의와 상의해서 원만하게 처리할 수 있도록 해야 한다.

4. 불명확한 인터넷 정보에 일희일비하는 행위는 삼가하라.

• 현대사회는 온갖 정보가 난무하기 이를 데 없다. 인터넷 정보가 편리하고 신속한 건 좋은데, 그 정보의 깊이와 정확성에 대해선 장담할 수 없는 것이 현실이라 유의할 필요가 있다.

5. TV, 신문 등의 언론에도 지나친 맹신은 하지 마라.

• 치매는 예방만이 근본적인 치료법인데도, TV나 신문 등의 언론에서는 치료법에 치중해 상업성을 벗어나지 못하고 있다. 그래서 이런 과대 광고나 정보는 신중하게 받아들여야 한다.

6. 치매환자에게는 절대 안정보다 일상의 활동을 자주 시켜라.

• 치매는 환자 자신이 굳은 의지로 질병을 이겨내야 한다. 온실 속의 화초처럼 만들기보다는, 온 몸을 자주 움직여 뇌 기능을 활성화함으로써 회복도 빨라지는 것이다.

7. 손상된 뇌는 완치될 수 없다는 말에 연연하지 마라

• 예전과 달리 오늘날에는 성인의 뇌에서도 새로운 신경세포가 생성되는 것으로 알려지고 있다. 뇌 건강에 좋은 식품을 꾸준히 섭취하게 되면 뇌 질환의 예방과 치료에도 도움이 된다.

8. 치료에 조바심을 갖지 말고 끝까지 인내하여 포기하지 마라.

• "긴병에 효자가 없다"라는 말이 있다. 치매 자체가 어쩔 도리가 없는 질병이다. 더구나 이 병이 오랜 시간에 걸쳐 형성된 병이므로, 회복에도 많은 시간이 걸린다는 사실을 알아야 한다.

Tip15. 치매환자 정신행동증상 점검 및 대처법

〈정신행동증상 점검 순서〉

순서	정신행동증상	대 처 법
1	신체욕구	배고픔, 목마름, 대소변, 더위나 추위 등 신체적 불편함을 확인하세요!
2	신체질환	변비, 관절통, 목감기, 목통, 두통, 치통 등 신체질환을 확인하세요!
3	약물변화	몇 주 내에 복용 약물의 종류나 용량이 변했는지 확인하세요!
4	환경변화	편하지 않거나 생소한 장소나 주변 사람 태도 변화가 있는지 살피세요!
5	감정욕구	안정과 위안을 원하거나 흥밋거리나 집중할 무언가를 원하는지 살피세요!
6	돌보는 이의 태도	의도치 않게 수치심, 분노, 불안을 자극하는 말과 행동을 관찰하세요!
7	의사면담	미처 살피지 못한 것을 확인하고, 필요시 일정 기간의 처방을 받으세요!

〈정신행동증상 대처법〉

- 간단한 것이라도 말로 쉽게 표현하지 못해서 나타나므로, 정신행동증상을 보이면 위의 순서대로 생각해 보고 해결해준다.
- 정신행동증상 때문에 너무 낙담하지 말고, 시설로 모시는 결정도 성급히 하지 않도록 한다.
- 이는 치매를 앓는 기간 내내 보이는 증상이 아니며, 치매가 많이 진행되면 오히려 사라진다.

Tip16. 치매돌봄 10계명

1. 치매환자도 존중받아야 할 사람임을 잊지 말아야 한다.

치매환자가 인지기능의 손상이 있더라도, 여전히 자신의 성격과 취향이 있고 추억을 지닌 한 사람임을 잊지 말아야 한다. 마냥 아이처럼 대해서는 안되며, 여전히 가족으로부터 존중과 사랑을 받고 있고 가정에서 나름의 역할이 있음을 느끼도록 배려해야 한다.

2. 치매환자를 격려하고 잔존기능을 활용토록 지지해야 한다.

가족들은 치매환자의 기억력을 되살리고자 많은 노력을 한다. 더 중요한 것은 아직 건강하게 남아있는 다른 기능들을 최대한 유지하는 것이다. 그마저 없다면 얼마나 더 힘들까를 생각하며, 감사한 마음으로 남아있는 기능들을 소중하게 잘 지켜나가야 한다.

3. 치매환자의 작은 변화도 가치가 있고 감사해야 한다.

치매환자는 새로운 정보를 습득하는 능력이 저하된다. 쉽게 배울 수 있던 것들도 수십 번 반복해야 습득할 수 있는 처지가 된다. 꾸준히 반복해서 익히도록 조금씩 끈기있게 학습을 도와야 한다. 스스로 해결할 수 있다는 사실에 얼마나 고맙게 느끼는지 모른다.

4. 치매환자의 신체 건강에 세심한 관심으로 관리해야 한다.

치매환자는 자신의 신체 증상을 느끼고 표현하는 능력이 많이 부족하다. 진단이나 치료의 적기를 놓쳐 작은 병을 크게 키우기도 하고, 신체 질환 때문에 치매가 악화되기도 한다. 가족들은 치매환자가 제대로 표현하지 못한 불편함이 없는지 잘 살펴야 한다.

5. 장기적인 계획을 바탕으로 치매환자를 돌봐야 한다.

치매환자는 원인질환과 진행 단계에 따라 겪게 되는 문제가 다양하다. 다행히 앞으로 겪게 될 문제 등을 어느 정도 예측할 수 있다. 따라서 치매 진단을 받게 되면, 겪게 될 문제들을 파악하고 상황이 발생했을 때에 어떻게 대처할 것인지를 생각해둬야 한다.

6. 불의의 사고를 항상 대비하고 예방해야 한다.

치매환자의 증상은 환경과 신체 및 심리 상태에 따라 급격하게 달라질 수 있다. 어느 장소에 가더라도 편안함을 느끼고, 문제 행동을 유발하지 않는 곳이 어디인지 미리 계획하는 것이 좋다. 이는 전혀 예상치 못한 불의의 사고를 대비할 수 있기 때문이다.

7. 치매관련 다양한 자원을 적극 활용한다.

치매는 10년 이상 장기간 돌봐야 하고 정신·육체·경제적으로 부담이 되는 병이다. 이용 가능한 다양한 서비스를 상황과 필요에 따라 적절히 조합하면 돌봄의 피로를 줄일 수 있다. 치매상담콜센터(1899-9988) 등을 적극 활용해서 관련 정보를 확보해둔다.

8. 치매에 대한 지식을 꾸준히 쌓아가야 한다.

치매는 원인 질환과 진행 단계에 따라 증상이 다르다. 치매환자를 잘 돌보려면 원인 질환과 단계에 따른 특성을 잘 알아야 한다. 또한 담당 의사나 치매상담콜센터 등에서 신뢰할 만한 정보를 꾸준히 쌓아가야 한다. 치매는 아는 만큼 돌봄도 수월해진다.

9. 치매는 모든 가족구성원들이 함께 돌보아야 한다.

치매환자를 혼자 전담해서 돌보는 경향이 많다. 이는 전적으로 부담이 크고 비효율적이며 오랜시간 동안 감당하기 어렵다. 따라서 유용한 정보 수집, 정기적인 병원 방문 등 가족들이 십시일반 격으로 분담해서 맡는 것이 모두의 몫이 되어 효율성을 높인다.

10. 치매환자를 돌본 가족은 자신의 건강도 잘 챙겨야 한다.

치매환자를 돌보다 보면, 사소한 불편을 호소하지도 못하고 자신의 건강을 등한시하는 경향이 많다. 이런 이유로 병을 키워서 모두가 불행해지는 상황이 초래될 수도 있다. 무엇보다 장기간의 건강한 체력이 유지되려면 더 적극적으로 관리를 해야 한다.

Tip17. 치매관련 시설을 고르는 방법

치매환자의 경우 신체 상태의 악화보다는 돌봄 요구도의 증가가 입소 결정을 내리는데 중요한 이유가 된다. 문제행동, 보호자의 건강 악화, 부담이 증가한다는 느낌, 인지기능 감퇴 등의 문제들이 더해져서 환자를 요양시설로 입소시키는 결정이 내려지게 된다.

치매환자를 위한 여러 시설들은 이름도 다양하며 기능도 약간씩 차이가 있다. 시설이라고 모두가 치매환자에게 적당한 것이 아니며, 병의 경과에 따라 적절한 시설이 달라질 수 있다는 것을 알아야 한다.

1. 입소 시기의 적절성
- 치매환자의 생활 안정과 심신기능 유지 및 향상이 필요할 때
- 부득이한 사유로 가족의 보호를 받을 수 없어서 일시적으로 보호가 필요할 때
- 치매환자의 망상과 환각 등 심각한 정신행동 증상으로 타인과 공동생활이 어려울 때
- 치매와 동반된 신체 질환으로 인해 지속적 치료가 필요할 때

2. 시설 형태별 선택의 적합성
- 주·야간 보호시설
  일정기간 보살핌이 필요하며 심신기능 유지 및 향상이 필요한 치매환자에게 적합하다.(주·야간보호 내 전담실 포함)
- 단기보호시설
  부득이한 사정에 의해 일시적으로 보호가 필요한 치매환자에게 적합하다.
- 노인요양시설
  안정적인 상태를 유지하고 있는 치매환자에게 적합하다.(요양시설 내 치매전담실 포함)
- 노인요양공동생활가정

심신에 장애가 발생하여 가정과 같은 주거 여건과 급식, 요양 및 일상생활에 편의를 필요로 하는 치매환자에게 적합하다.

• 요양병원
지속적으로 의료적 처치와 관찰이 필요한 치매환자에게 적합하다.(치매전문병동 포함)

※ 요양병원을 제외한 시설은 노인장기요양 보험의 지원을 받을 수 있다.

Tip18. 입소시설 선택을 위한 체크리스트

1. 일반적인 고려사항

• 시설 이용료는 얼마인가?

• 대기자가 많아서 입소하기 어려운가?

• 방문하기에 편리한 위치인가?

• 치매환자의 증상과 중증도에 맞게 돌볼 수 있는 시설인가?

• 특별한 입소 조건이 있는가?

• 준비할 구비서류가 있는가?

2. 환경

• 시설이 편안하고 안락한가?

• 조명이 잘 되어 있는지 그리고 자연광이 적절히 들어오는가?

• 직원이 쉽게 시설에 있는 노인들을 관찰할 수 있는가?

• 바깥으로 나가는 것을 지연시키는 시스템이 갖춰져 있는가?

• 근무자와 환자의 비율은 적당한가?

• 믿음과 사랑을 느끼게 하는 치료자의 태도를 갖추고 있는가?

3. 치매관련 서비스

• 치매환자를 위한 프로그램이 얼마나 치료적으로 운영되는가?

• 활력 징후 등 정기적인 건강체크를 하고 있는가?

• 건강을 고려한 식단과 다양한 간식을 제공하는가?

• 약물복용 및 부작용 관찰, 배설 관리 등이 잘 이뤄지는가?

• 적절한 신체활동을 유지시키는 프로그램이 운영되는가?

• 직원이 24시간 교대 근무를 하고 있는가?

• 치매에 대한 전문지식과 훈련을 받은 직원이 돌보는가?

- 응급상황이나 치매 정신행동 증상에 대처 방법은 어떤가?
- 가족모임 등 환자 케어에 참여할 수 있는 프로그램이 있는가?

4. 시설 결정 시 고려사항

- 친근감이 가고 환영하는 분위기인가?
- 건물, 대지, 병실은 적당한가?
- 홀로 앉아 쉴 만한 곳이 있는가?
- 안전대책을 만족할 만한가? 주위를 돌아다닐 수 있는가?
- 가족이 식사를 보조해줄 수 있고 샤워도 해줄 수 있는가?

- 식사나 목욕, 방의 온도 조절 등 생활 문제는 만족스러운가?
- 최소 인원의 당직자가 항상 대기하고 있는가?
- 비용에 대해 잘 확인하였는가?
- 입원환자 개인의 권리는 어느 정도인가?
- 시설 직원의 태도는 어떠한가?

Tip19. 요양병원과 요양원의 차이점

1. 적용법규 및 규정 내용

구분	요양병원	요양원
적용법규	의료법	노인복지법
적용보험	국민건강보험	노인장기요양보험
목적	치료	돌봄
서비스 제공인력	[의료인력 중심 배치] 의사, 간호사, 물리치료사, 사회복지사	〔요양보호사 중심 인력배치〕 사회복지사, 간호사, 물리치료사, 작업치료사, 요양보호사
입원자격	제한없음	65세 이상의 노인이나 노인성 질환 65세 미만의 환자 중 장기요양 등급 판정을 받은 사람
보호자 부담금	- 입원비, 식대 의료보험 적용 - 간병사 전액 부담	- 처방, 진료, 식비 본인부담 - 입소비, 요양보호사 간병비 노인장기요양보험에서 부담
선택기준	- 환자 상태가 위급한 상황 - 빈번한 검사와 진찰, 치료가 필요한 경우 - 재활 치료가 필요한 경우	- 외래진료나 약물 복용만으로 가능한 경우 - 전문 재활이 필요하지 않는 경우

2. 비용

구분	요양병원	요양원
국가지원	80%	80%
본인부담	20%	20% (기초생활수급자 0%)
간병비 본인부담	100%	0%
식비 본인부담	50%	100%

제8장

치매 관련 법령 및
복지제도 활용하기

1. 치매국가책임제란?

치매가 사회문제로 대두되고 있는 것은 오늘 내일의 문제가 아니다. 그만큼 치매가 우리 주변에 가까이 와 있다는 얘기가 된다. 그래서 치매는 국가와 사회가 함께 대처해야할 문제인 것이다. 정부는 2017년 7월 치매국가책임제 공약을 발표하였다. 이는 급증하는 치매환자의 증가에 따라 개인의 부담으로 돌리기보다 국가가 앞장서서 돌봄 차원으로 해결하겠다는 의지가 담긴 정책이다.

치매국가책임제는 치매 예방, 조기 발견, 지속적 치료 및 관리 등을 통해 치매로 인한 사회적, 경제적 비용을 절감하자는 취지로 추진되고 있다. 이를 위해 치매지원센터 지원, 치매 안심병원 설립, 치매의료비 부담 완화, 전문 요양사 파견제 도입 등을 확충하는 것으로 되어 있다.

치매국가책임제는 2018년부터 본격적인 치매 국가책임제의 시행을 위해 총 2,023억원 규모의 추경예산을 통해 전국 치매안심센터와 치매안심병원을 확충하기로 하였다. 이의 예산 세부내역은 치매안심센터를 252개소로 확대하는데 1,230억원, 치매안심센터의 1개월 운영비 188억원, 전국 공립요양병원에 치매전문병동 확충에 605억원이 편성되었다.

【참고 8-1】치매국가책임제에 따른 의료비 부담 실태

"치매국가책임제, 중증치매환자 의료비 부담 대폭 낮아져"
< 한겨레신문(2019.09.19) 보도 >

치매국가책임제로 중증 치매환자의 의료비 부담이 대폭 낮아졌다. 정부는 2017년 7월 치매국가책임제를 시행해 치매에 대한 맞춤형 사례 관리, 의료 지원, 장기요양서비스 확대 등을 통해 치매 환자 및 그 가족의 부담을 덜어줄 수 있는 방안들을 추진해왔다. 보건복지부가 치매국가책임제 시행 이후 그동안의 성과를 보면, 우선 치매에 대한 건강보험 제도 개선을 통해 중증 치매 질환자의 의료비 부담 비율이 기존 최대 60%에서 10%로 대폭 낮아졌다.

구체적인 내용을 보면, 치매 진단에 필요한 신경인지검사(SNSB, CERAD-K 등)는 2017년 10월부터 건강보험이 적용돼 SNSB 검사는 상급 종합병원에서 받을 때 30만~40만원을 내던 검사비가 15만원 수준으로, CERAD-K 검사는 20만원에서 6만 5천원 수준으로 부담이 줄었다. 또한 MRI(자기공명영상촬영) 검사는 2018년 1월부터 건강보험이 적용돼 전체 비용의 30~60%면 환자가 내면서, 기본 촬영은 7~15만원, 정밀 촬영은 15~35만원으로 부담이 줄게 되었다.

치매환자의 경우 장기요양제도를 이용하는 경우가 많은데, 2018년 8월부터 장기요양 시 본인 부담을 낮추고 본인 부담 인하 혜택 구간을 확대해 장기요양과 관련된 부담도 낮아졌다. 이전에는 본인 부담금 경감을 받지 못하던 건강보험료 기준 소득 하위 25~50%에 해당하는 사람은, 장기요양 본인 부담금의 60%만 부담하고, 건강보험료 기준 소득 순위가 25%이하에 해당되는 이들은 본인 부담금이 50% 부담에서 40%로 줄었다.

아울러 2018년 1월부터 '인지지원등급'을 신설해 그동안 장기요양 서비스를 받지 못하던 경증치매환자도 장기요양 등급을 받아 주야간보호시설에서 인지기능 프로그램을 이용할 수 있게 됐다. 인지지원 등급으로 판정된 노인들은 지금까지 1만 3천명 정도다. 치매 조기 발견을 위해 65세 고위험군에게만 실시하던 국가건강검진에서의 인지기능 장애 검사는 2018년부터 65세 이상 전 국민이 2년마다 검사를 받도록 개편되었다. 치매 진료비 지원과 함께 보건복지부는 치매환자에 특화된 치매전담형 시설도 확충하고 있다.

2018년부터 5년 동안 공립요양시설이 없는 지역 중심으로 치매전담실이 있는 공립시설 총 130개소를 단계적으로 신축할 계획이다. 보건복지부는 또 치매 치료와 예방을 위해 치매의 원인과 진단·예방·치료 기술을 개발하는 연구에 2020년부터 2028년까지 9년 동안 2천억원을 투입할 계획이다.

2. 치매노인 공공후견제란?

치매관리법에 따라 모든 지자체는 치매노인 공공후견제를 실시해야 한다. 노인 공공후견제는 전문직에서 퇴직한 노인이 치매를 앓고 있는 저소득층 노인의 후견인 역할을 맡는 방식으로 추진하는데, 전문직 은퇴자들을 활용하는 서비스를 말한다. 즉 치매노인 공공후견제는 치매·독거노인에 대한 지원과 노인 일자리 창출이라는 목적을 가지고 실시하는 융합적 사업추진체계의 제도이다.

치매노인 공공후견제는 치매 국가책임제의 일환으로, 정신적 제약으로 의사결정이 어렵고 금융사기 등 범죄에 취약한 치매 노인의 결정권을 보호한다는 취지다. 그래서 중증 치매를 앓으면서 보호자가 없이 혼자 사는 기초생활수급자 등에게 공공후견 서비스를 제공한다. 대상자는 전국 4,400명 정도로 추정된다.

먼저 각 지자체에 있는 독거노인 종합지원센터와 치매안심센터가 함께 대상자들을 찾게 된다. 찾아가는 치매 서비스와 검진, 독거노인 안부 확인 등을 통해 활용한다. 여기서 확인된 저소득 치매 노인의 재산관리를 돕고, 수술 등 중요한 의료행위를 동의하는 등의 후견인은 전문직에서 퇴직한 노인을 활용한다.

즉 베이비부머 등 전문직 퇴직자가 사회공헌 차원에서 치매가 있는 독거노인에게 후견서비스를 제공함으로써, 치매·독거 노인 지원과 노인일자리 창출이라는 목적을 동시에 달성할 수 있을 것으로 보인다. 공공후견 대상자는 중등도 이상의 치매가 있으면서, 그 권리를 적절히 대변해줄 가족이 없는 기초생활수급자 등 저소득층 만 60세 이상 노인이다.

그리고 치매노인 공공후견제는 보건복지부 산하 중앙치매센터가 사업을 지원하는 역할을 맡는다. 지자체가 법원에 후견 심판을 청구할 때 심판청구서의 작성을 돕고, 후견인에게 법률 자문을 해주게 된다. 각 지자체는 사업 시행주체로서 이러한 절차를 총괄적으로 관리한다.

【참고 8-2】치매노인 공공후견제 지원 대상 및 이용 절차

□ 지원 대상

- 연령 기준 : 만 60세 이상

- 치매 정도 : 치매 진단을 받은 자

- 소득 기준 : 기초생활수급자 및 차상위자 등 저소득자 원칙

  (기타 서비스가 필요하다고 기초자치단체장이 인정하는 자)

- 가족 기준 : 권리를 적절하게 대변하여 줄 가족이 없는 경우

  (가족이나 친족이 있더라도 학대, 방임, 자기방임의 가능성이 있는 경우)

- 욕구 기준 : 후견인을 통한 도움을 원하거나 의사결정 지원이 필요한 사람

  ※ 위 조건을 참고하여 후견대상자를 선정하되, 조건을 미충족한 자라도 후견이
  필요하다고 지자체장이 판단할 경우 선정 가능

□ 지원 내용

- 후견심판 청구비용 지원
- 공공후견인 활동비 지원

  ※ 본 사업은 특정 후견을 원칙으로 함

□ 이용 절차

- 서비스

  - 주소지 관할 치매안심센터에 후견서비스를 신청한다.

- 후견대상자 선정

  - 치매안심센터는 치매노인의 독거 여부, 소득수준 후견 필요성 등을 판단해 후견대상자
  및 후견인 후보자를 선정한다.

- 후견심판 청구 준비

  - 치매안심센터는 선정된 후견대상자에 대해 필요한 서류를 준비하여 중앙치매센터 소속 변호사에게 전달한다.

- 후견심판 청구

  - 지방자치단체장으로부터 후선심판청구를 위임받은 중앙치매센터 소속 변호사는 청구서를 작성, 관할 법원에 접수한다.

- 후견심판 결정

  - 법원은 접수된 청구서에 대해 심문기일 등 심리과정을 거쳐 후견개시 여부를 결정한다.

- 후견활동 시작

  - 법원 결정으로 선임된 후견인은 법원에서 정한 업무 및 대리권 범위에서 후견활동을 시작하며, 치매안심센터는 후견감독 업무를 수행한다.

□ **공공후견인의 사무**

- 통장관리 등 일상적 재산관리
- 병원 진료, 약 처방 등 의료서비스 이용 지원
- 물건 구입 등 일상생활에 필요한 의사결정 지원
- 관공서 등에 공적 서류 발급
- 각종 사회복지서비스 이용 지원 등

3. 노인 장기요양보험제도의 의미는?

우리나라는 이미 2000년에 고령화사회(Aging Society)로 진입하였고, 이후 빠른 속도로 고령사회((Aged Society)를 향해서 치닫고 있는 실정이다. 이러한 급격한 고령화에 따라 치매로 인한 노인의 수가 날로 증가하고 있다. 노인의 장기요양 문제는 집에서 돌보기가 어렵고, 가정에서 부담해야 할 비용이 과중하기 때문에 사회적인 문제이자 국가적 문제이기도 하다. 이와 같은 노인의 간병·장기요양 문제를 해결하고자, 정부와 사회가 공동으로 해결하는 사회보험 방식의 노인 장기요양보험 제도를 도입하였다. 그래서 노인 장기요양 보험 제도는 2007년 4월 노인장기요양법이 제정되어 2008년 7월부터 시행되었다.

1) 노인 장기요양보험제도

가. 노인 장기요양보험 제도의 개념

노인 장기요양보험 제도는 요양보호가 필요한 노인의 생활 자립을 지원함으로써, 가족의 부담을 줄여주고 늘어나는 노인요양비와 의료비 문제에 적절하게 대처하고자 도입된 공적 제도이다. 즉 고령이나 노인성 질병 등으로 다른 사람의 도움을 받지 않고서는, 생활하기 어려운 노인에게 신체활동 또는 가사지원 등의 장기요양급여를 사회적 연대 원리에 의해 제공되는 사회보장제도다.

나. 장기요양보험 신청 대상

신청 대상은 스스로 일상생활이 곤란한 65세 이상 노인과 치매, 뇌혈관성 질환, 파킨슨병 등 노인성 질환을 가진 65세 미만자이다. 신청 접수는 국민보험공단 지사에 설치된 장기요양보험 운영센터와 시군구 읍·면·동 주민센터에서 할 수 있다. 장기요양 인정 점수 산정을 위한 영역별 심신 상태를 나타내는 항목은 52개로, 신체기능 12항목, 인지기능 7항목, 행동변화 14항목, 간호처치 9항목, 재활 10항목(운동장애 4, 관절제한 6) 등으로 되어 있다.

〈 표 8-1 〉 장기요양 인정점수 산정 항목(52개)

영역	항목		
신체기능 (12항목)	·옷 벗고 입기 ·세수하기 ·양치질하기 ·목욕하기	·식사하기 ·체위변경하기 ·일어나 앉기 ·옮겨 앉기	·방 밖으로 나오기 ·화장실 사용하기 ·대변 조절하기 ·소변 조절하기
인지기능 (7항목)	·단기 기억장애 ·날짜 불인지 ·장소 불인지 ·나이·생일 불인지	·지시 불인지 ·상황판단 감퇴 ·의사소통 장애	
행동변화 (14항목)	·망상 ·환각·환청 ·슬픈 상태, 울기도 함 ·불규칙수면, 주야혼돈 ·도움에 저항	·서성거림, 안절 부절 못함 ·길을 잃음 ·폭언, 위협행동 ·밖에 나가려 함 ·물건 망가뜨림	·의미없거나 부적절한 행동 ·돈·물건 감추기 ·부적절한 옷입기 ·대소변 불결행위
간호처치 (9항목)	·기관지 절개관 간호 ·흡인 ·산소요법	·욕창 간호 ·경관 영양 ·암성통증 간호	·도뇨관리 ·장루 간호 ·투석 간호
재 활 (10항목)	운동장애(4항목)		관절제한(6항목)
	·우측상지 ·우측하지 ·좌측상지 ·좌측하지		·어깨관절, 팔꿈치관절, 손목 및 수지관절, 고관절, 무릎 관절, 발목관절

이는 신청인의 심신 상태를 조사하여 장기요양 인정점수를 산정해 등급을 판정하며, 요양 1~5등급으로 판정받을 경우 장기요양 급여 서비스를 받을 수 있다.

〈표 8-2〉 노인 장기요양보험 등급 판정기준

등급	심신 기능 상태
1	일상생활에서 전적으로 다른 사람의 도움이 필요한 상태(95점 이상)
2	일상생활에서 상당 부문 다른 사람의 도움이 필요한 상태(75점 이상)
3	일상생활에서 부분적 다른 사람의 도움이 필요한 상태(60~75점 미만)
4	일상생활에서 일정부분 다른 사람의 도움이 필요한 상태(51~60점 미만)
5	치매환자(45~51점 미만)

다. 장기요양 급여

장기요양 급여는 6개월 이상 혼자서 일상생활을 수행하기 어렵다고 인정되는 자에게 신체활동, 가사활동의 지원 또는 간병 등의 서비스나 이에 갈음하여 지급하는 현금 등을 말한다. 장기요양 급여는 재가급여, 시설급여, 특별 현금급여로 나뉜다.

〈표 8-3〉 장기요양급여별 내역

구분	내용
시설급여	노인 요양시설 및 노인 요양 공동생활 가정 등에 장기간 입소하여 신체활동 지원 및 심신기능의 유지, 향상을 위한 교육, 훈련 등을 제공하는 장기요양급여
재가급여	방문요양, 방문목욕, 방문간호, 주·야간보호, 단기보호, 복지용구 등 가정을 방문하여 신체활동, 가사활동, 간호 등의 서비스를 제공하거나 주·야간보호시설 또는 단기보호시설에서 신체활동 지원 등의 서비스를 제공하는 장기요양급여
특별 현금 급여 (가족 요양비)	도서·벽지 등 방문요양기관이 현저히 부족한 지역에 거주하거나, 천재지변이나 그 밖에 이와 유사한 사유로 인하여 장기요양기관에서 장기요양급여를 이용하기 어려운자, 신체 정신 또는 성격 등 대통령령으로 정하는 사유로 인해 가족 등으로부터 장기요양을 받아야 하는 수급자에게 현금으로 지급하는 제도

라. 장기요양보험 제도의 보건의료서비스와 복지서비스, 장기요양보험 제도의 보건의료서비스는 장기간에 걸쳐 제공되는 서비스에 한정되는 경향이 있는데, 그 범위는 의사, 간호사 및 재활치료사 등 의료 인력에 제공되는 의료·간호·재활서비스 및 보건교육, 건강증진 프로그램까지 포함한다.

그리고 복지서비스는 서비스의 제공은 물론 욕구의 사정, 상담, 평가 및 계획에 이르는 모든 행위를 포괄하고 있는데, 수발과 관련한 복지서비스는 신체적 간병수발 서비스 및 집안 청소, 식사준비, 세탁, 물건 구입과 같은 가사 지원서비스 등 가사활동에 필요한 서비스가 해당된다.

마. 재원 마련

노인 장기급여 요양보험에 필요한 재원은 건강보험 가입자의 보험료와 정부, 본인 부담금 등으로 충당한다. 본인 부담금의 재가급여는 장기요양급여 비용의 15%이고, 시설급여는 20%이다.

2) 노인 장기요양기관

노인 장기요양은 2005년 9월 정부가 고령화 사회에 대비하기 위해 2000년부터 노인 장기요양을 정책과제로 검토하였다. 이에 정부에서는 노인수발 보험법, 노인수발 보장 법안 등을 만들어 법안 통과를 하고자 하였다. 그리하여 2007년 4월에 노인 장기요양 보험법이 통과되었다. 노인 장기요양 보험법이 제정된 이후, 사회적 취약계층에 한정되어 있던 대상자가 장기요양 필요에 따라 서비스 대상자가 확대되면서 요양서비스 이용자 수도 급증하였다. 이와 더불어 요양보호 서비스란 개념을 제시하며, 돌봄 기능을 의료 부분의 간호서비스와 연계하여 제공하는 제도가 설계되었다.

2016년 7월부터 '치매전담형 장기요양기관' 제도가 시행되고 있다. 이는 치매 수급자가 정서적인 안정감을 느낄 수 있는 시설환경 속에서, 치매전문 교육을 받은 인력이 인지기능 유지 및 문제행동 개선 등을 위한 전문 프로그램으로 치매맞춤형 서비스를 제공하는 장기요양기관이다. 이용 대상은 의사소견서에 치매 상병이 기재되어 있거나, 최근 2년 이내 치매 진료내역이 있는 2등급(의사소견서 제출자)에서 5등급까지의 수급자가 이용할 수 있다.

이와 같이 노인 장기요양기관은 노인을 돌볼 가족이 없거나, 치매환자가 심한 행동장애를 보일 때, 또는 완전히 누워 있어 가족의 간호에 한계가 생길 경우에 유용하게 사용하는 시설이다. 이 시설에는 노인복지법에 명시된 재가노인복지시설과 노인의료복지시설, 그리고 노인 장기요양보험법에 명시된 방문간호서비스기관이 있는데, 이를 노인 장기요양보험법에서는 모두 장기요양기관으로 지칭하고 있다. 노인 장기요양기관은 요양원, 요양병원, 요양센터, 노인복지센터, 재활요양병원, 노인병원 등 다양한 기관에서 운영하고 있다.

4. 주간보호소의 개념 및 이용 방법은?

주간보호소는 낮 동안에 노인을 돌봐주는 곳이다. 다른 말로 주간보호센터 또는 데이케어센터(Day Care Center /Day Service Center)라고도 한다.

1) 주간보호소의 개념

주간보호소는 낮 동안 노인에게 가족 대신 보호서비스를 제공하는데, 집에서 돌봐줄 사람이 없을 때에 맡기는 곳이다. 그 목적은 주로 만성질환이나 기능장애로, 거동이 불편한 노인이 낮 동안 지역사회 시설을 이용하여 필요한 서비스를 제공받으면서 부양가족의 경제적·신체적·심리적 부담을 경감시켜주는데 있다. 기관에 따라 주·야간 시간 전부 맡길 수 있는 주야간보호센터도 있다.

2) 주간보호소의 종류

노인 주간보호소는 지역사회의 수용시설(양로원, 요양원 등)이나 이용시설(노인복지회관, 사회복지관 등), 병원, 독립시설 등 현재 전국에 2,186곳이 있는 것으로 추정된다. 이용료는 실비 수준으로 받으며, 이용시간은 평일은 오전 7시 30분에서 오후 7시 30분까지(토요일은 오후 3시 30분까지)이다. 하지만 기관에 따라 적용시간을 달리하는 경우도 있다.

3) 이용 대상

가. 일상생활 수행능력에 지장이 있는 자

나. 노인성 질환이나 노화로 심신의 장애가 있는 자

다. 일반 질환으로 일시적인 일상생활 서비스가 필요한 자

라. 독거노인으로 낮 동안 주간보호 서비스가 필요한 자

마. 기타 복지시설장이 주간보호 서비스가 필요하다고 인정한 자

4) 서비스 내용

가. 생활지도 및 일상 동작훈련 등 심신의 기능 강화 서비스

나. 급식 및 목욕 서비스

다. 취미, 오락, 운동 등 여가생활 서비스

라. 지역사회 복지자원 발굴 및 네트워크 구축에 관한 사항

마. 지역사회 자원봉사자 등 인적자원 발굴 사업

바. 이용 노인 가족에 대한 상담 및 교육 등

5) 실비 이용자의 이용 범위

가. 기초생활수급 노인을 우선적으로 보호하되, 대기자가 없는 경우에는 이용자의 정
원까지 실비 이용자도 수용 가능하다

나. 기초생활수급자 노인이 입소를 신청한 경우 실비 입소자 중에서 퇴소 대상자를 결
정해야 한다. 다만 퇴소 준비기간은 최장 3개월을 초과할 수 없다.

6) 이용 비용

가. 65세 이상의 국민기초생활보호대상자 노인은 무료로 한다.

나. 65세 이상의 저소득 노인은 실비를 부담한다

다. 서비스 내용과 식비 등을 고려하여 실비 징수가 가능하다.

라. 이용료는 1인당 4~5천원(특별서비스는 회당 1,500원 추가)

5. 단기 보호시설의 개념 및 이용 방법은?

단기 보호시설은 부득이한 사유로 가족의 보호를 받을 수 없어, 일시적으로 보호가 필요한 심신이 허약한 노인과 장애노인을 3개월 이하의 단기간만 입소시켜 보호하고 필요한 각종 서비스를 제공하는 기관을 말한다. 현재 단기 보호시설은 복지재단, 노인복지관, 주간보호센터, 노인복지센터 등 전국 258곳에서 운영한다.

1) 보호 기간

보호기간은 1회 45일, 연간 이용일수는 3개월을 초과할 수 없다. 장기간의 이용이 예측될 경우에는 장기요양시설을 이용하도록 하여 노인의 건강에 피해가 없도록 하여야 한다.

2) 이용 대상

가. 일상생활 수행능력에 지장이 있는 자

나. 노인성 질환이나 노화로 심신의 장애가 있는 자

다. 일반 질환으로 일시적인 일상생활 서비스가 필요한 자

라. 독거 노인으로 낮 동안 주간보호 서비스가 필요한 자

마. 기타 복지시설장이 주간보호 서비스가 필요하다고 인정한 자

3) 서비스 내용

가. 생활지도 및 동작훈련 등 심신의 기능 회복 및 강화 서비스

나. 급식 및 목욕 서비스

다. 취미, 오락, 운동 등 여가생활 서비스

라. 지역사회 복지자원 발굴 및 네트워크 구축에 관한 사항

마. 지역사회 자원봉사자 등 인적자원 발굴 사업

바. 이용 노인 가족에 대한 상담 및 교육 등

4) 실비 이용자의 이용 범위

가. 기초생활수급 노인을 우선적으로 보호하되, 대기자가 없는 경우 실비 이용자도 이
   용 정원까지 수용 가능하다.

나. 기초생활수급자 노인이 입소를 신청한 경우, 실비 입소자 중에서 퇴소 대상자를
   결정해야 한다. 다만 퇴소 준비기간은 최장 3개월을 초과할 수 없다.

5) 이용 비용

가. 65세 이상의 국민기초생활보호대상자 노인은 무료로 한다.

나. 65세 이상의 저소득 노인은 실비를 부담한다

다. 서비스 내용과 식비 등을 고려하여 실비 징수가 가능하다.

라. 이용료는 1일 기준 8천원(기관에 따라 13~14천원)

6. 중앙치매센터의 기능과 역할은?

정부는 2008년 9월 '치매와의 전쟁'을 선포한 후, 2011년 8월 치매관리법을 제정하여 치매를 안정적이고 효율적으로 관리해나갈 수 있는 기반을 마련했다. 즉 치매 진료의 전문화와 연구·개발, 치매 서비스의 질 관리 등을 추진하고, 전국 규모의 체계적이고 표준화된 치매사업의 확대를 위하여 중앙 단위의 컨트롤타워가 필요하였다. 이에 보건복지부는 치매관리법에 따라 2012년 5월에 분당 서울대학교병원을 치매와의 전쟁의 컨트롤타워 역할을 수행할 수 있는 중앙치매센터로 지정하였다.

1) 시설 기준

가. 사업수행을 위하여 필요한 사무실, 회의실, 교육·세미나실 등을 마련해야 한다.

나. 위탁 운영시 위탁받은 기관의 기존시설 활용이 가능하다.

다. 위탁받은 기관 내 설치를 원칙으로 하되, 부득이한 경우에는 주무부처와 협의하여 기관 밖에 설치가 가능하다.

2) 직제 기준

가. 센터장, 부센터장을 두고 연구, 교육·홍보, 협력사업 등 팀을 구성 운영하여야 한다.

3) 인력 기준

가. 배치기준 : 센터장 1인, 부센터장 1인, 팀장 각 1인 및 팀원 15인 내외를 배치해야 한다.

나. 센터장은 위탁받은 기관의 직위와 겸직이 가능하나, 주 2일 이상 근무할 수 있어야 한다.

다. 센터장은 다음 ①~⑤항의 어느 하나에 해당하면서, 보건복지 운야 석사학위 이상 소지자 중 노인 관련보건복지 분야 7년 이상 근무 경력자이어야 한다.

① 의료법에 따른 의료인

② 사회복지사업법에 따른 사회복지사

③ 정신보건법에 따른 정신보건전문요원

④ 5급 이상 공무원으로서 국가 또는 지방자치단체에서 보건복지 사업에 관한 행정업무에 5년 이상 종사한 경력이 있는 자

⑤ 상기 4가지 등 어느 하나에 준하는 자격을 소지한 자

라. 부센터장은 상기 ①~⑤항의 어느 하나에 해당하면서, 보건복지 분야 석사학위 이상 소지자 중 노인 관련 보건복지 분야 5년 이상 경력자이어야 한다.

마. 팀장은 업무수행에 필요한 석사학위 이상 소지자 중 노인 관련 보건복지 분야 3년 이상 경력자이어야 한다.

4) 역할

가. 광역지매센터 업무의 총괄·조정 및 기술 제공, 원활한 협조체계 구축 등을 지원

해야 한다.

나. 업무수행의 효율성 제고에 필요한 사항에 대하여 광역치매센터와 반기별로 회의를 개최하여 의견을 수렴하고 그 결과를 사업 운영에 반영해야 한다.

다. 조직, 인사, 급여 그 밖의 운영에 필요한 규정을 두고 센터를 운영하며 관련 기록 및 서류를 갖추어야 한다.

라. 사업계획 및 실적, 예산·결산과 조직운영 현황 등에 대한 자료를 반기별로 보건복지부에 보고한다.

5) 주요 업무

가. 치매 연구사업에 대한 국내외의 추세 및 수요 예측

나. 치매 연구사업 계획의 수립

다. 치매 연구사업 과제의 공모·심의 및 선정

라. 치매 연구사업 결과의 평가 및 활용

마. 치매환자의 진료

바. 재가 치매환자 관리 사업에 관련된 교육·훈련 및 지원 업무

사. 치매 관리에 관한 홍보

아. 치매와 관련된 정보·통계의 수집 분석 및 제공

자. 치매와 관련된 국내외 협력

차. 치매의 예방·진단 및 치료 등에 관한 신기술 개발 및 보급

6) 치매관리 전달 체계

가. 중앙치매센터 : 분당 서울대학교 병원

나. 권역치매센터 : 지방 국립대병원에 설치된 노인보건의료센터에 개설

다. 치매안심센터 : 전국 보건소의 치매상담실 및 사무실 등을 활용하여 치매관리사업의 업무 수행

 - 60세 이사 시민에게 치매선별검사의 무료 실시

 - 치매 고위험군에 대해 진단검사, 감별검사를 폅력 병의원에 의뢰하여 조기질환 발견 및 치료 관리

 - 치매환자 치료비 지원 대상자에 대해 월 3만원 이내의 약제비를 지원하고, 치매 재활 프로그램을 통해 인지능력 향상 및 증상 완화, 가족에 대한 치매환자 간병 교육 실시 등

라. 거점병원 : 공립요양병원 중 예산을 지원받아 치매인지 재활서비스 등을 제공하며, 임상기능의 질 제고를 도모하는 병원

7. 치매상담콜센터의 기능과 역할은?

치매상담콜센터는 치매환자나 그 가족, 전문케어 제공자, 치매에 대해 궁금한 사람은 누구나 이용할 수 있으며, 전국 어디서나 국번없이 '1899-9988'(18세 기억 99세까지, 99세까지 88하게 살라는 의미)로 전화하면 365일 연중무휴로 이용할 수 있다.

1) 시설 기준

가. 상담받는 사람의 신분, 사생활 및 상담내용 등 노출 방지를 위한 칸막이나 효과적인 상담·교육 프로그램 등 운영을 위한 장비는 상담을 위해 적합한 공간에 설비를 갖춰야 한다.

나. 위탁받은 기관 내 설치를 원칙으로 하되, 부득이한 경우 주무부처와 협의하여 기관 밖에 설치할 수 있다.

2) 인력 기준

가. 인력 배치기준은 센터장 1인, 상담팀장 1인, 전문 일반상담원 및 사무보조원을 두어야 한다.

나. 센터장을 위탁받은 기관의 직위와 겸직이 가능하나, 주 2일 이상 근무해야 한다.

3) 자격 기준

가. 센터장, 상담팀장, 전문·일반상담원 및 사무보조원은 다음 기준을 충족해야 한다.

나. 센터장은 다음 ①~④의 어느 하나에 해당하면서, 노인 관련 보건복지 분야에서 7년 이상 경력자이어야 한다.

   ① 의료법에 따른 의료인

   ② 사회복지사업법에 따른 사회복지사

   ③ 정신보건법에 따른 정신보건전문요원

   ④ 이에 준하는 자격을 소지한 자

다. 상담팀장은 상기 ①~④의 어느 하나에 해당하면서, 노인 관련 보건복지 분야에서 5년 이상 경력자이어야 한다.

라. 전문상담원은 상기 ①~④의 어느 하나에 해당하면서, 노인 관련 보건복지 분야에서 3년 이상 경력자이어야 한다.

마. 일반상담원은 상기 ①~④의 어느 하나에 해당하면서, 노인 관련 보건복지 분야에서 1년 이상 경력자이어야 한다.

바. 사무보조원은 고졸 또는 동등 학력 이상 소지자로 해당 분야 경력자이어야 한다.

4) 역할

가. 치매환자와 가족에 대한 전화 상담을 실시하고, 동의를 받아 지속적인 사례관리와 자원 연계 등을 지원하여야 한다.

나. 월별로 상담실적을 정리하고 치매환자와 가족의 주요 정책제안 및 제도 개선사항

의 요구를 수집하여 보고하여야 한다.

다. 상담원 채용 시 치매 전문상담 능력 향상을 위하여 2개월 범위에서 이론·실습 교육을 이수하는 수습기간을 둘 수 있다.

라. 조직, 인사, 급여 그 밖의 운영에 필요한 규정을 두고 센터를 운영하며 관련 기록 및 서류를 갖추어야 한다.

마. 사업계획 및 실적, 예산·결산과 조직운영 현황 등에 대한 자료를 반기별로 보건복지부에 보고한다.

- 기관의 연혁, 운영 및 인사에 관한 기록
- 재산 목록과 그 소유권, 사용권에 관해 확인할 수 있는 서류
- 최근 3년 동안의 업무 수행에 관한 자료

5) 주요 업무

가. 치매에 관한 정보 제공

나. 치매환자의 치료·보호 및 관리에 관한 정보 제공

다. 치매환자와 그 가족의 지원에 관한 정보 제공

라. 그 밖에 보건복지부장관이 필요하다고 인정하는 치매 관련 정보의 제공 및 상담

【참고 8-3】2020년도 치매상담콜센터 상담 결과

□ 분야별 상담건수

구분	소계	조기발견	예방	원인질병	증상	치료	지원서비스	케어기술	부담
상담건수(건)	59,625	11,219	137	18	400	91	32,053	2,620	13,087
비율(%)	100	18.8	0.2	0	0.6	0.2	53.8	4.4	22

□ 분야별 상담건수

구분	소계	가족	본인	친척	주변인	무응답	없음
상담건수(건)	59,625	22,620	8,450	196	12,421	9,781	6,157
비율(%)	100	38.0	14.2	0.3	20.8	16.4	10.3

□ 분야별 상담건수

2013	2014	2015	2016	2017	2018	2019	2020.8.31
2,213	17,763	54,989	78,933	91.394	92,039	102,778	59,625

□ 2020년도 치매환자와 가족이 가장 궁금해 하는 질문사항

▶ 치매예방, 지금 준비하세요.

- 치매검사를 하려면 어디로 가야 하나요?

- 치매 예방약을 먹으면 치매가 예방되나요?

- 치매검사 절차는 어떻게 되나요?

- 자주 깜박깜박하는데 건망증인가요? 치매인가요?

- 치매가 걱정되는데 치매 예방법이 있나요?

- 치매검사 비용은 어떻게 되나요?

▶ 치매안심센터 도움을 받으세요.

- 치매검사를 받고 싶은데 무료로 받을 수 있나요?

- 치매 초기 환자가 이용할 수 있는 프로그램이 있나요?

- 치매 약값을 지원한다고 하는데 어떻게 신청하나요?

- 기저귀 같은 조호물품을 지원한다 하는데 어디서 신청하나요?

- 치매환자 실종을 대비해 무엇을 해야 하나요?

▶ 치매국가책임제로 달라진 제도나 지원책을 알고 싶어요.

- 치매진단 시 어떤 혜택이 있나요?

- 병원비가 부담되는데 지원받을 수 있는 방법이 있나요?

- 치매환자도 장애인으로 볼 수 있나요? 장애인 공제 등록이 가능한가요?

- 치매환자를 위한 돌봄 서비스가 있나요?

- 치매환자를 입원시킬 수 있는 치매전문병원은 어디에 있나요?

- 치매혼자를 단기간 보호할 수 있는 곳이 있나요?

• 인지훈련과 같은 비약물 치료는 어디에서 받을 수 있나요?

▶ 치매환자를 어떻게 돌봐야 할지 모르겠는데 알려주세요.

• 자꾸 돌아다니고 집을 나가려 하는데 어떻게 해야 하나요?

• 밤낮이 뒤바뀌었습니다. 어떻게 해야 하나요?

• 자꾸 의심하고 화를 내는데 대처방법이 있나요?

• 식사를 거부하는데 어떻게 해야 하나요?

• 치매이신 어르신이 이웃과 자꾸 다투는데 어떻게 해야 하나요?

• 말수가 없고 의욕이 없는데 보호자가 어떻게 도와야 하나요?

• 화를 내고 욕설을 하며 과격한 행동을 하는데 어떻게 하나요?

• 밖에서 쓸데없는 물건을 주워 오는데 어떻게 하나요?

• 물건이 없어졌다고 하면서 의심을 하는데 어떻게 하나요?

• 아무리 설명해도 반복해서 묻고 괴롭히는데 어떻게 하나요?

• 보호자가 안보이면 불안해서 외출도 못하는데 어떻게 하나요?

▶ 치매환자 돌보기가 너무 지치고 힘드는데 도움을 주세요.

• 치매환자를 돌보는데 화가 나고 감정조절이 되지 않는데 어떻게 해야 하나요?

• 치매환자 보호자들이 교육을 받을 수 있는 곳이 있나요?

• 치매환자을 모시는 가족에 대한 혜택이 뭐가 있나요?

• 치매 가족 휴가제가 있다고 하는데 어떻게 신청해야 하나요?

• 치매환자를 요양원에 모시려고 하는데 절차는 어떻게 되나요?

8. 스마트폰 애플케이션 '치매 체크' 활용법은?

보건복지부는 2013년 5월 말 치매 위험도를 알 수 있는 '치매 체크'를 공개했다. 음성 인식과 위치추적(GPS) 기능을 이용해 어디서든 쉽게 치매 검사를 할 수 있게 하였다. 치매 체크는 '스스로 검사하기', '보호자가 검사해 드리기', '중앙치매센터 파트너(자원봉사자)가 검사해 드리기' 등 3가지 버전의 검사 기능을 지원한다. 본인 뿐만 아니라 가족이나 주변 사람을 통해 간단히 치매 위험도를 검사할 수 있도록 설계되었다.

'스스로 검사하기'를 누르면 여성 상담사가 검사 문항을 하나씩 읽어 준다. 실제로 보건소에서 치매 선별검사 때 사용하는 문항들로, '오늘은 며칠입니까?', "여기는 무슨 동입니까?', "조금 전 기억하라고 했던 3가지 물건의 이름은 무엇입니까?' 등과 같은 문제가 나온다. 기억력·집중력을 측정하는 문항 뿐만 아니라 "현재 삶에 만족하십니까?" 같은 심리 측정 문항들까지 40개의 질문으로 구성되어 있다.

앱 다운로드 방법은 안로이드폰 사용자일 경우, 구글플레이 스토어나 ONE 스토어에서 '치매체크'를 검색하여 다운로드를 받으면 된다. 그리고 아이폰 사용자는 애플 앱 스토어에서 '치매체크'를 검색하여 다운로드를 받을 수 있다. 스마트폰 조작이 어려운 사람은 음성으로 응답할 수 있고, 음성 응답이 불편한 사람은 문자로 답할 수도 있다. 이 답변들을 인식해 점수로 자동 환산한 뒤 치매 위험 여부를 평가한다. 치매와 관련 있는 우울증 검사와 기억력 평가도 함께 해준다.

안드로이드 마켓에서 치매를 검색하면 치매 체크 외에도 치매 관련 앱이 200개 넘게 검색된다. 이 중 '치매 예방 교실'이라는 앱은 간단한 치매 테스트 서비스와 함께 뇌 훈련을 통해 기억력 향상을 돕는다. 기억력, 지각력, 판단력, 언어능력까지 영역별로 치매 예방 게임을 제공한다는 점이 특징이다.

물론 스마트폰 치매 검사는 정확성이 떨어지기 때문에, 조금이라도 치매로 의심되는 증상이 보이면 병원이나 보건소를 찾아가 정밀검사를 받아야 한다.

◀ 서비스의 제공 종류 ▶

▷ 치매예방 서비스

- 간단하게 인지능력, 기억력, 우울증 여부를 검사하여 대상자에게 치매 위험도 결과를 제공한다.
- 자신의 생활습관을 입력하여 치매발생 위험을 확인하고, 자신의 상태에 따라 치매를 예방할 수칙 등을 제공한다.

▷ 치매정보 서비스

- 나이, 소득수준, 치매여부 등 자신의 상황에 맞는 맞춤형 치매지원 서비스를 안내한다.
- 치매예방 및 환자 돌봄에 관련된 다양한 치매정보를 치매백과 및 돌봄백과에서 제공한다.

▷ 치매캠페인 참여하기

- 치매파트너 신청 및 교육 이수를 통하여 치매파트너로 활동할 수 있다

- 한마음 치매극복 걷기 행사 및 치매극복의 날 박람회 등의 일정을 안내한다.

▷ 실종노인 예방 서비스
- 치매환자의 실종을 예방하기 위해 실시간으로 GPS를 이용한 배회감지 서비스를 이용하여 환자 위치를 파악, 실종자 찾기 지원서비스를 제공한다.

▷ 돌봄 서비스
- 치매환자 돌보는 가족 및 전문인력의 부담을 덜어주는 스마트한 환자관리, 상담서비스를 제공 받을 수 있으며, 돌봄 정보를 제공한다.
- 치매환자 보호자의 심리적 부양 부담을 마음건강 수첩에서 확인할 수 있다.

9. 기타

1) 가정 간호

가정간호는 치매환자의 지속적인 치료 및 관리가 필요한 경우에 전문간호사가 담당 의사와 치료계획을 세운 후 환자가 거주한 장소를 방문하여 처방한 내용을 제공하는 서비스를 말한다. 우리나라 가정간호사업장은 현재 대부분 병원에 설치되어 있는데, 대개 한 시간 정도 방문하여 환자를 직접 간호하거나 환자가족에게 교육을 한다.

2) 서적과 인터넷, 치매 가족을 통한 정보 획득

치매환자를 돌보는 가족은 치매치료법과 간호방벙을 배워야 한다. 치매에 대한 지식 없이 치매환자를 돌보면 자신이나 치매환자 모두에게 어려움만 닥친다. 치매에 대한 지식은 서적이나 인터넷 홈페이지 또는 치매 가족의 카페에서도 많은 정보를 얻을 수 있다.

3) 노인용품 구매

인터넷 홈페이지에서 치매환자를 위한 간호용품들을 판매하고 있기 때문에, 쉽게 필요한 물건을 구입할 수 있다. 구매할 때는 먼저 치매환자를 돌보고 있는 가족을 통해 충분한 정보를 구한 후에 구매하는 것이 바람직하다.

Tip20. 치매안심센터의 역할과 활동

□ 역할

• 주로 시·군·구에 설치되고 치매의 조기 발견과 치매의 예방·교육 및 치매환자와 그 가족에 대한 관리 업무를 수행

□ 대상자

• 관할구역에 거주하는 만 60세 이상의 치매노인과 가족

• 기타 보건소장이 치매 예방 및 관리를 위해서 필요하다고 인정하는 자

□ 인력과 네트워크

• 보건소장이 겸직. 부센터장은 간호사나 사회복지사 1급, 임상심리사 등 전문 자격소지자. 5년 이상 노인 관련 경력 소지자

• 그 외 다양한 경력과 자격의 간호사·사회복지사·임상심리사·작업치료사 등 협업

□ 주요 활동

• 상담 및 등록관리

　　- 상담 및 안내, 인지기능 저하자 대상 선별, 진단검사 실시 등

　　- 치매 지원서비스 관리사업

• 치매 조기검진 및 예방관리 사업

　　- 일반 조기검진, 고위험군 집중 검진, 치매예방 관리 사업 등

• 쉼터 운영

　　- 치매 단기쉼터 설치 운영, 고위험군 집중 검진 등

• 가족 지원

　　- 치매 가족 지원사업, 치매 가족 카페 운영 등

• 치매 인식개선 사업 및 교육·홍보, 치매 파트너 양성사업, 지역사회 자원 강화사업 등

Tip21. 국가 차원의 치매관리시스템 외국 사례

치매는 단지 한 가정만 노력해서 극복할 수 있는 차원의 질환이 아니다. 가족 구성원의 부담과 사회적 비용이 감당할 수 없을 정도로 크기 때문이다. 미국과 우리나라처럼 치매관리법을 제정한 나라도 있지만, 프랑스와 같은 선진국은 총리가 직접 치매 정책을 발표하고 국가 차원의 대책을 수립하기도 한다. 여기서는 치매 선진국이라고 한 스웨덴과 일본 및 네덜란드의 사례를 살펴본다.

◆ 스웨덴

2013년 2월 실비아 왕비는 인터뷰를 통해 "치매와의

전쟁에서 이겨내기 위해선 국적을 초월해 우리가 모두 부지런히 나서야 합니다."라고 하였다. 이는 1997년에 세상을 떠난 어머니의 치매에서 "어머니 일을 계기로 치매에 대해 깊은 고민을 하게 됐다."고 말했다. 실비아 왕비가 가장 먼저 한 일은 '치매 전문인력 양성'이었다.

이와 관련해 그는 "치매는 조기 진단이 무엇보다 중요하다. 어느 곳에 살든 치매 전문 인력의 도움을 쉽게 받을 수 있도록 하는 것이 치매와의 전쟁을 이겨내는 관건"이라고 하였다. 그래서 1996년 왕립 치매 지원 센터인 '실비아 헴메트'를 설립해 체계적인 인력 관리 시스템을 만들었다.

이로 인해 현재 스웨덴 각지에는 실비아 헴메크 출신의 간호사 수천명이 활동하고 있다. 여기서는 치매 관련 의학 지식뿐 아니라, 치매 환자들을 직접 돌보며 '치매환자 소통법'과 '치매환자 가족 상담법'도 배우고 있다. 한편 세계 최고 의과대학 중 한 곳인 카롤린스카의대는 실비아 의사 프로그램을 도입해 치매 전문의를 양성하고 있다.

또한 실비아 헴메트에서는 매년 일반인 7천~1만 명을 상대로 치매 교육을 하고, 고등학교에서도 실비아 헴메트 프로그램을 이용해 특별 교육을 실시하고 있다.

이러한 국가 차원의 치매관리 시스템 구축을 통해 스웨덴 국민들은 자연스레 치매 정복에 대한 왕비의 열정을 알게 됐고, 치매 경각심을 고취시키는 계기가 되었다. 왕비는 국가와 시스템의 역할보다 더 중요한 것이 바로 치매환자 가족의 역할이라는 말도 빼놓지 않았다.

◆ 일본

치매환자가 약 300만 명인 일본은 치매 교육 시스템이 잘 확립되어 있다. 스웨덴에 실비아 헴메트가 있다면, 일본에는 '치매 서포터스'라는 제도가 있다. 일종의 '치매 자원봉사제'다. 치매 서포터스가 되면 치매의 특징과 치매환자 돌보는 법 등에 대해 배운다. 또한 치매 알리미의 역할도 수행한다.

그리고 평소 길 잃은 치매환자를 경찰서로 안내하고 치매환자의 집이나 지역 보호시설을 찾아가 목욕 봉사도 한다. 때로는 홀로 사는 치매 노인의 가족이 돼주기도 하고, '개호보험'(우리나라 노인장기요양보험 형태)의 혜택을 제대로 못 받고 있는 환자와 가족에게 여러 가지 조언의 역할을 해준다.

'치매 서포터스'는 의사처럼 전문적인 치매 지식을 갖추고 있다기보다는, 치매에 대한 기본적인 지식과 함께 환자를 향한 이해심과 배려심을 갖춘 이들이다. 2005년부터 모집해 온 치매 서포터스는 일본 전역에 400만명이 넘는다고 한다. 이처럼 제도 정착의 비결은 중앙정부뿐만 아니라 지방자치단체에서 치매 극복에 앞장선 덕분이다. 치매에 대한 잘못된 인식을 바꾸는데 앞장서는 서포터스가 늘면서 치매 조기 진단과 치료 사례도 늘었다고 한다. 또한 서포터스로 인해 치매환자를 돌보는 직접 비용을 줄인 것은 물론, 국가적 치매 예방과 조기 진단, 치료 등으로 사회적 비용까지 총체적 절감의 효과를 가져왔다는 얘기다.

일반적으로 치매 전문의들이 내놓는 국가 치매 대책에서 가장 중요하게 언급되는 것은 바로 교육이다. 치매 교육은 그리 거창한 것이 결코 아니다. 하지만 그 효과는 우리가 생각한 것 이상으로 즉각적이면서 파급력이 크다.

◆ 네덜란드 '호그벡(Hogeweyk) 치매마을'

'호그벡(Hogeweyk) 치매마을'은 1992년 요양원 간호사였던 이본느 판 아메롱헨이 치매환자들의 일상생활을 누릴 수 있는 권리를 주장하며 정부 지원 등을 받아 2009년에 개설한 시설이다. 이 마을은 4,500여 평의 부지 안에 음식점, 미용실, 슈퍼마켓, 술집, 극장, 커피숍, 교회 등 다양한 시설을 함께 갖추고 있다.이 곳에 거주하는 치매환들은 마을 안에서 원하는 곳을 돌아다니며 자전거를 타거나 술을 마시는 등 일상생활을 즐긴다.

마을 안에 만들어진 싱잠 등에서는 돈을 지불하지 않아 자유롭게 장을 보고 음식을 먹을 수 있으며, 그 곳에 배치된 직원과 미용사 등은 교육을 받은 간병인이나 간호사로 이뤄져 관리되고 있다. 또한 이 마을은 확실히 치매환자의 인권을 보호하는 이상적인 공간이지만, 이들의 거주비는 1인당 월 700만원에 달하며 그 중 장기요양보험을 통해 정부에서 약 4~500백만 원을 부담하여 운영된다.

< 부 록 -1 >

치매 관련 궁금증에 대한 QA

(개념, 증상, 예방대책, 실행방법 등)

1. Q.치매에 걸릴지도 몰라 두려운데 예방법은 없나요?

   A. 치매는 완벽하게 예방하는 방법은 없으나, 미리 알고 대처하면 예방할 수가 있다.

2. Q. 치매에 걸리면 피해만 주고 차라리 죽는 편이 낫다는데?

   A. 아무 것도 할 수 없는 것이 아니라, 할 수 있는 게 한정되어 있다. 더구나 증상은 천천히 진행되기 때문에 가벼운 단계라면 일상생활도 가능하다.

3. Q. 치매 = 알츠하이머라 생각하게 되는데 어떻게 구분되나요?

   A. 치매는 4가지 유형으로 가장 일반적인 것이 알츠하이머병이고, 그 외에 전두측형, 레비소체형, 뇌혈관성 등이 있다

4. Q. 치매는 치료약도 없는 불치병으로 죽게 되는 병인가요?

   A. 현재로서는 근본적인 치료약이 없으므로 불치병이라는 말도 틀린 말은 아니다. 하지만 치매로 진단된다 해도 평균 10년 정도는 더 살 수 있다.

5. Q. 치매 증상이 완화되거나 회복되는 것을 기대할 수 없나요?

   A. 치매는 7단계로 진행되는데, 단계가 진행되면서 악화는 되지만 사람들과의 대화나 교류, 돌봄 등으로 호전될 수도 있다.

6. Q. 건망증이 치매의 시작으로 봐야 하나요?

A. 치매로 인한 기억장애와 나이가 들어 나타나는 단순한 건망증은 차이가 있으며, 건망증이 치매의 시작은 아니다.

7. Q. 경도 인지장애는 치매와 어떻게 다른 건가요?

A. 경도 인지장애는 정상인 상태와 치매와의 중간 정도로, 1년 후에는 10~15%, 5년 후에는 절반 정도가 치매로 발전된다.

8. Q. 치매를 조기에 발견할 수 있도록 알려주는 게 있나요?

A. 간단한 체크리스트로 검사해볼 수 있지만, 완벽한 건 아니다. 증상을 체크해 의심되면 전문의 진단을 받는 게 중요하다.

9. Q. 치매에 걸리기 쉬운 체질이나 위험할 수 있는 유형이 있나요?

A. 유전도 하나의 요인으로 추정되지만, 생활습관의 영향이 크며 대화나 두뇌를 많이 사용하면 치매 발병을 지연시킬 수 있다.

10. Q. 치매는 어떤 검사가 있으며 신뢰도는 어는 정도 인가요?

A. 치매 검사 방법에는 인지기능 검사와 심리검사가 있다. 진단은 종합적인 검사 결과로서 판단된다.

11. Q. 치매 진단을 할 때 뇌 영상촬영 등 뇌 검사도 병행하나요?

A. MRI를 비롯한 영상진단으로 뇌의 기질적 상태를 알 수 있지만, 이것만으로 진단을 내리지는 않는다.

12. Q. 치매 증상으로 나타나는 현상은 어떤 형태가 있나요?

A 치매의 대표적인 증상으로는 기억·판단력·지남력장애 등이 있으며, 행동·심리 증상으로는 배회, 폭력, 폭언 등이 있다

13. Q. 치매에 걸린 사람이 스스로 치매란 걸 자각할 수 있나요?

A. 증상이 가벼운 경증 단계에서는 치매에 걸렸다는 질병의 사실을 인식할 수 있다.

14. Q. 치매에 걸리면 갑자기 화를 내는 등 성격이 나빠지나요?

A. 사회적 인지기능이 떨어져 자기중심적으로 변하면서, 사소한 일에도 갑작스럽게

화를 내거나 폭언을 하는 경우가 있다.

15. Q. 치매 경향이 있는 사람들이 주로 사기를 잘 당한다는데?

A. 치매 초기에 종합적인 판단력이 흐려져 사기를 당하기 쉽다.

16. Q. 말 수가 줄어든 치매환자에게 말을 걸지 않는 게 좋은가요?

A. 치매에 걸리면 소극적인 성격으로 변하게 되는데, 하지만 말 수가 줄었더라도 말을 걸어주는 것이 좋다.

17. Q. 늘 웃으며 온화한 표정의 치매환자도 있는데 실제 그런가요?

A. 일부 치매환자들은 생각하기 싫은 일을 잊을 수 있어 행복해 하는 사람이 있는가 하면, 성격이 밝아지는 사람도 있다.

18. Q. 대부분 과식을 한다던데, 식사를 거부하는 경우도 있나요?

A. 여러 가지 원인으로 식사를 안 먹거나 못 먹는 경우도 있다

19. Q. 치매환자의 속마음을 헤아리기 어려운데 어떻는가요?

A. 치매 초기에는 자신의 변화에 눈치를 채고 불안해 하거나, 차책하는 등 부정적인 감정에 시달리곤 한다.

20. Q. 수면 부족도 아닌 듯한데, 낮에 졸려한 게 치매 증상인가요?

A. 가벼운 의식장애의 일종으로, 치매의 주변 증상일 수 있다.

21. Q. 하루 종일 멍하게 계시는 현상이 치매라고 봐야 하나요?

A. 노인성 우울증을 의심해볼 수 있으나, 치매라고 성급하게 판단하지 말고 치매 이외의 원인을 찾아보는 것도 중요하다.

22. Q. 치매가 의심된다면 어디에서 상담을 받은 게 좋을까요?

A. 가꺼운 보건소나 치매안심센터를 방문해 보든지, 인근 병원에서 의사를 만나 상담해 보는 것이 좋다.

23. Q. 치매 진단을 받았을 경우 우선 해야 할 일은 무엇인가요?

A. 치매 진단을 받은 후에 먼저 처리해야 할 일은 장기요양서비스 신청을 해야 한다.

24. Q. 함께 살 수 없어서 원거리 간병을 하고 싶은데 가능한가요?

A. 치매환자와 떨어져 살더라도 간병이 가능할 수가 있으며, 원거리 간병의 장점을 살려 적절하게 보살피면 된다.

25. Q. 가고 싶지 않은 데이케어센터에 강요하는 것은 어떤가요?

A. 무리하게 하다보면 오히려 증상이 나빠질 수 있으므로 조금씩 단계를 지켜보면서 적응시키는 게 좋다.

26. Q. 치매 진단을 받으면 자동차 운전은 그만두는 게 좋을까요?

A. 가능한 것과 불가능한 것을 구별해서, 가능한 것은 계속하도록 하는 게 합리적이다.(그만두게 하면 치매 진행에 악영향)

27. Q. 치매환자는 되도록 밖에 외출을 하지 않는 것이 좋은가요?

A. 가능하면 하던 생활을 그대로 하게 하고, 집에만 가둬두면 오히려 해가 되므로 바깥에 나가도록 하는 것이 바람직하다.

28. Q. 말이 두서가 없을 때 아니라고 반박하는 것은 괜찮나요?

A. 틀렸다고 무조건 부정하지 말고, 일단 그대로 받아들인 후 대화가 유지되도록 하는 것이 좋다.

29. Q. 치매환자에게 자주 화를 내는데 억제시킬 수 있는 방법은?

A. 치매환자로서 변한 모습에 화를 내는 건 있을 수 있다. 하지만 이전과는 다른 사람이라고 생각하면 진정이 된다.

30. Q. 자식된 도리로 요양병원 보다 집에서 모시는 게 좋겠죠?

A. 간병은 전문가에게 맡기는 게 효율적이고, 환자나 가족을 위해서도 더 좋을 수 있다. 여건을 잘 판단할 필요가 있다.

<부 록 -2 >

치매관리법

제1장 총칙

제1조(목적)

이 법은 치매의 예방, 치매환자의 진료·용양 및 치매퇴치를 위한 연구 등에 관한 정책을 종합적으로 수립·시행함으로서 치매로 인한 개인적 고통과 피해 및 사회적 부담을 줄이고 국민건강증진에 이바지함을 목적으로 한다.

제2조(정의)

이 법에서 사용하는 용어의 뜻은 다음과 같다.

1. "치매"란 퇴행성 뇌질호나 또는 뇌혈관계 질환 등으로 인하여 기억력, 언어능력, 지남력(指南力), 판단력 및 수행능력 등의 기능이 저하됨으로써 일상생활에서 지장을 초래하는 후천적인 다발성 장애를 말한다.
2. "치매환자"란 치매로 인한 심상적 특징이 나타나는 사람으로서 의사 또는 한의사로부터 치매로 진단받은 사람을 말한다.
3. "치매관리"란 치매의 예방과 진료·요양 및 조사·연구 등을 말한다.

제3조(정의)

1. 국가와 지방자치단체는 치매관리에 관한 사업(이하 "치매관리사업"이라 한다)을 시행하고 지원함으로써 치매를 예방하고 치매환자에게 적절한 의료서비스가 제공될 수 있도록 적극 노력해야 한다.
2. 국가와 지방자치단체는 치매환자를 돌보는 가족의 부담을 완화하기 위하여 노력

하여야 한다.

3. 국가와 지방자치단체는 치매와 치매예방에 관한 국민의 이해를 높이기 위하여 교육·홍보 등 필요한 시책을 마련하여 시행하여야 한다.

4. 「의료법」에 따른 의료인, 의료기관의 장 및 의료업무 종사자는 국가와 지방자치단체가 실시하는치매관리사업에 적극 협조하여야 한다.

제4조(다른 법률과의 관계)

치매관리 및 치매환자에 대한 지원에 관하여는 다른 법률에 특별한 규정이 있는 경우를 제외하고는 이 법에서 정하는 바에 따른다.

제5조(치매극복의 날)

① 치매관리의 중요성을 널리 알리고 치매를 극복하기 위한 범국민적 공감대를 형성하기 위해 매년 9월 21일을 치매극복의 날로 한다.

② 국가와 지방자치단체는 치매극복의 날 취지에 부합하는 행사와 교육·홍보 사업을 시행하여야 한다.

제2장 치매관리종합계획의 수립·시행 등

제6조(치매관리종합계획의 수립 등)

① 보건복지부장관은 제7조에 따른 국가치매관리위원회의 심의를 거쳐 치매관리에 관한 종합계획(이하"종합계획"이라 한다)을 5년마다 수립하여야 한다. 종합계획 중 대통령령으로 정하는 중요한 사항을 변경하는 경우에도 또한 같다.

② 종합계획에는 다음 각 호의 사항이 포함되어야 한다.

1. 치매의 예방·관리을 위한 기본시책

2. 치매검진사업의 추진계획 및 추진방법

3. 치매환자의 치료·보호 및 관리

4. 치매에 관한 홍보·교육

5. 치매에 관한 조사·연구 및 개발

6. 치매관리에 필요한 전문인력의 육서

7. 치매환자가족에 대한 지원

8. 그 밖에 치매관리에 필요한 사항

③ 보건복지부장관은 확정된 종합계획을 관계 중앙행정기관의 장. 특별시장·광역시장·도지사·특별자치도지사(이하 "시·도지사"라 한다) 및 시장·군수·구청장을 말한다. 이하 같다)에게 통보하여야 한다.

④ 관계 중앙행정기관의 장, 시·도지사 및 시장·군수·구청장은 종합계획에 따라 매년 치매관리에 관한 시행계획(이하 "시행계획"이라 한다)을 수립·시행 및 평가하여야 한다.

⑤ 보건복지부장관, 관계 중앙행정기관의 장, 시·도지사 및 시장·군수·구청장은 종합계획 또는 시행계획을 수립·시행하기 위하여 필요한 경우에는 관계 기관·단체·시설 등에 자료제공 및 업무협조를 요청할 수 있다. 이 경우 협조 요청을 받은 관계 기관 등은 특별한 사유가 없는 한 이에 따라야 한다.

⑥ 종합계획의 수립과 시행계획의 수립·시행 및 평가에 필요한 사항은 대통령령으로 정한다.

제7조(국가치매관리위원회)

보건복지부장관은 종합계획 수립 및 치매관리에 관한 중요 사항을 심의하기 위하여 보건복지부장관 소속으로 국가치매관리위원회(이하 "위원회"라 한다)를 둔다.

제8조(위원회의 구성)

① 위원회는 위원장 1명을 포함한 15명 이내의 위원으로 구성한다.

② 위원장은 보건복지부차관이 된다.

③ 위원은 치매에 관한 학식과 경험이 풍부한 사람 중에서 보건복지부장관이 임명 또는 위촉한다.

④ 그 밖에 위원회의 구성·조직 및 운영에 필요한 사항은 대통령령으로 정한다.

제9조(위원회의 기능)

위원회는 다음 각 호의 사항을 심의한다.

1. 국가치매관리 체계 및 제도의 발전에 관한 사항
2. 종합계획의 수립 및 평가에 관한 사항
3. 연도별 시행계획에 관한 사항
4. 치매관리사업의 예산에 관한 중요한 사항
5. 그 밖에 치매관리사업에 관한 중요한 사항으로서위원장이 심의에 부치는 사항

제3장 치매연구사업 등

제10조(치매연구사업)

① 보건복지부장관은 치매의 예방과 진료기술의 발전을 위하여 치매연구·개발사업(이하"치매연구사업"이라 한다)을 시행한다.

② 치매연구사업에는 다음 각 호의 사항이 포함되어야 한다.

1. 치매환자의 관리에 간한 표준지침의 연구
2. 치매 관련 의료 및 복지서비스에 관한 연구
3. 그 밖에 보건복지부령으로 정하는 사업

③ 보건복지부장관은 치매연구사업을 추진할 때 학계·연구기관 및 산업체 간의 공동연구사업을 우선 지원하여야 한다.

④ 보건복지부장관은 치매연구사업에 관한 국제협력의 증진을 위하여 노력하고 선진기술의 도입을 위한 전문인력의 국외파견 및 국내유치 등의 방안을 마련하여야 한다.

⑤ 보건복지부장관은「의료법」제3조제2항에 따른 종합병원(이하"종합병원"이라 한다),「사회복지사업법」제2조제3호에 따른 사회복지법인, 그 밖의 보건의료 및 복지 관련 단체로 하여금 치매연구사업을 실시하게 할 수 있다.

⑥ 치매연구사업 지원에 필요한 사항은 보건복지부장관으로 정한다.

제11조(치매검진사업)

① 보건복지부장관은 종합계획에 따라 치매를 조기에 발견하는 검진사업(이하"치매검진사업"이라 한다)을 시행하여야 한다.

② 치매검진사업의 범위, 대상자, 검진주기 등에 필요한 사항은 대통령령으로 정한다.

③ 치매의 검진 방법 및 절차 등에 필요한 사항은 보건복지부령으로 정한다.

④ 국가는 치매검진을 받는 사람 중「의료급여법」에 따른 의료급여수급자 및 대통령령으로 정하는 건강보험가입자에 대하여 그 비용의 전부 또는 일부를 지원할 수 있다.

제12조(치매환자의 의료비 지원사업)

① 국가와 지방자치단체는 치매환자의 경제적 부담능력을 고려하여 치매 치료 및 진단에 드는 비용을 예산에서 지원할 수 있다.

② 제1항에 따른 의료비 지원의 대상·기중 및 방법 등에 필요한 사항은 대통령령으로 정한다.

제12조2(치매환자의 가족지원사업)

① 국가와 지방자치단체는 치매환자의 가족을 위한 상담·교육 프로그램을 개발·보급하여야 한다.

② 제1항에 따른 상담·교육 프로그램의 개발·보급 및 지원 등에 필요한 사항은 보건복지부령으로 정한다.

제12조3(성년후견제 이용지원)

① 지방자치단체의 장은 치매환자가 다음 각 호의 어느 하나에 해당하여 후견인을 선임할 필요가 있음에도 불구하고 자력으로 후견인을 선임하기 어렵다고 판단되는 경우에는 그를 위하여「민법」에 따라 가정벅원에 성년후견개시, 한정후견개시 또는 특정후견의 심판을 청구할 수 있다.

1. 일상생활에서 의사를 결정할 능력이 충분하지 아니하거나 매우 부족하여 의사결정의 대리 또는 지원이 필요하다고 볼 만한 상당한 이유가 있는 경우

2. 치매환자의 구너리를 적절하게 대변하여 줄 가족이 없는 경우

3. 별도의 조치가 없으면 권리침해의 위험이 상당한 경우

② 지방자치단체의 장이 제1항에 따라 성년후견개시, 한정후견개시 또는 특정후견의 심판을 청구할 때에는 대통령령으로 정하는 요건을 갖춘 사람 또는 법인을 후견인 후보자로 하여 그 사람 또는 법인을 후견인으로 선임하여 줄 것을 함께 청구하여야 한다.

③ 지방자치단체의 장은 치매환자의 치료·보호 및 관리와 관련된 기관·법인·단체 의장에게 제2항에 따른 후견인 후보자를 추천하여 줄 것을 의뢰할 수 있다.

④ 국가와 지방자치단체는 제1항 및 제2항에 따라 선임된 후견인의 후견사무의 수행에 필요한 비용의 일부를 예산의 범위에서 보건복지부령으로 정하는 바에 따라 지원할 수 있다.

⑤ 제1항부터 제4항까지의 규정에 따른 후견인 이용지원의 요건, 후견이 후보자의 자격 및 추천 절차, 후견인 후견사무에 필요한 비용 지원 등에 필요한 사항은 보건복지부령으로 정한다.

제13조(치매등록통계사업)

보건복지부장관은 치매의 발생과 관리실태에 관한 자료를 지속적이고 체계적으로 수집·분석하여 통계를 산출하기 위한 등록·관리·조사 사업(이하"치매등록통계사업"이라 한다)을 시행하여야 한다.

제14조(역학조사)

① 보건복지부장관은 치매 발생의 원인 규명 등을 위하여 필요하다고 인정하는 때에는 역학조사를 실시할 수 있다.

② 제1항에 따른 역학조사의 실시 시기·방법 및 내용 등에 필요한 사항은 보건복지부령으로 정한다.

제15조(자료제공의 협조 등)

① 보건복지부장관은 치매환자를 진단·치료하는 의료인 또는 의료기관,「국민건강보

험법」에 따른 국민건강보험공단 및 건강보험심사평가원, 관계 중앙행정기관의 장, 지방자치단체의 장, 공공기관의 장, 그 밖에 치매에 관한 사업을 법인·단체에 대하여 보건복지부령으로 정하는 바에 따라 제13조의 치매등록 발생의 원인 규명 등을 위하여 필요하다고 인정하는 때에는 역학조사를 실시할 수 있다.

② 보건복지부장관이 제1항에 따라 요구할 수 있는 자료는 특정 개인을 알아볼 수 없는 형태의 자료에 한정한다.

제16조(중앙치매센터의 설치)

① 보건복지부장관은 치매관리에 관한 다음 각 호의 업무를 수행하게 하기 위하여 중앙치매센터를 설치·운영할 수 있다.

1. 치매연구사업데 대한 국내외의 추세 및 수요 예측

2. 치매연구사업 계획의 작성

3. 치매연구사업의 공모·심의 및 선정

4. 치매연구하업 결과의 평가 및 활용

5. 삭제(2015.1.28.)

6. 재가치매관자관리사업에 관련된 교육·훈련 및 지원 업무

7. 치매관리에 관한 홍보

8. 치매와 관련된 정보·통계의 수집·분석 및 제공

9. 치매와 관련된 국내외 협력

10. 치매의 예방·진단 및 치료 등에 관한 신기술의 개발 및 보급

11. 그 밖에 치매와 관련하여 보건복지부장관이 필요하다고 인정하는 업무

② 보건복지부장관은 제1항에 따른 중앙치매센터의 설치·운영을 그 업무에 필요한 전문인력과 시설을 갖춘「의료법」 제3조제2항제3호의 병원급 의료기관에 위탁할 수 있다.〈신설 2015.1.28〉

③ 제1항에 따른 중앙치매센터의 설치·운영 및 제2항에 따른 위착 등에 필요한 사항은 보건복지부령으로 정한다.〈개정 2015.1.28.〉

제16조(중앙치매센터의 설치)

① 시·도지사는 치매관리에 관한 다음 각 호의 업무를 수행하게 하기 위하여 보건복지
부장관과 협의하여 광역치매센터를 설치·운여할 수 있다.

1. 치매관리사업 계획

2. 치매연구

3. 치매상담센터 및 「노인복지법」 제31조에 따른 노인복지시설 등에 대한 기술 지원

4. 치매 관련 시설·인프라 등 자원조사 및 연계체계 마련

5. 치매 관련 종사인력에 대한 교육·훈련

6. 치매환자 및 가족에 대한 치매의 예방·교육 및 홍보

7. 치매에 관한 인식 개선 홍보

8. 그 밖에 보건복지부장관이 정하는 치매 관련 업무

② 시·도지사는 제1항에 따른 광역치매센터의 설치·운영을 그 업무에 필요한 전문인
력과 시설을 갖춘 「의료법」 제3조제2항제3호의 병원급 의료기관에 위탁할 수 있다.

③ 제1항에 따른 광역치매센터에 설치」운영 및 제2항에 따른 위탁 등에 필요한 사항
은 보건복지부령으로 정하는 바에 따라 해당 지방자치단체의 조례로 정한다.

제17조(치매상담센터의 설치)

① 시·군·구의 관할 보건소에 치매예방 및 치매환자 관리를 위한 치매상담센터(이하 "
치매상담센터"라 한다)를 설치한다.

② 치매상담센터는 다음 각 호의 업무를 수행한다.

1. 치매환자의 등록·관리

2. 치매등록통계사업의 지원

3. 치매의 예방·교육 및 홍보

4. 치매환자 및 가족 방문·관리

5. 치매조기검진

6. 그 밖에 시장·군수·구청장이 치매관리에 필요하다고 인정하는 업무

③ 치매상담센터의 인력기준 및 그 밖에 필요한 사항은 보건복지부령으로 정한다.

제17조2(치매상담전화센터의 설치)

① 보건복지부장관은 치매예방, 치매환자 관리 등에 관한 전문적이고 체계적인 상담 서비스를 제공하기 위하여 치매상담잔화센터를 설치할 수 있다.

② 치매상담잔화센터는 다음 각 호의 업무를 수행한다.

　　1. 치매에 관한 정보제공

　　2. 치매환자의 치료·보호 및 관리에 관한 정보제공

　　3. 치매환자와 그 가족의 지원에 관한 정보제공

　　4. 치매환자의 가족에 대한 심리적 상담

　　5. 그 밖에 보건복지부장관이 필요하다고 인정하는 치매 관련 정보의 제공 및 상담

③ 보건복지부장관은 제1항에 따른 치매상담전화센터의 설치·운영을 그 업뭉에 필요한 전문인력과 시설을 갖춘「의료법」제3조제2항제3호의 병원급 의료기관, 치매 관련 전문기관·법인·단체 등에 위탁할 수 있다.

④ 제1항에 따른 치매상담전화센터의 설치·운영 및 제3항에 따른 위탁 등에 필요한 사항은 보건복지부령으로 정한다.

제4장 보칙

제18조(비용의 지원)

① 국가와 지방자치단체는 치매관리사업을 수행하는 자에 대하여 다음 각 호에 해당하는 비용의 전부 또는 일부를 지원할 수 있다.

　　1. 제10조에 따른 치매연구사업, 제11조에 따른 치매검진사업, 제12조의2에 따른 치매환자의 가족지원 사업, 제13조에 따른 치매등록통계사업 및 제14조에 따른 역학조사 수행에 드는 비용

　　1의2. 제16조 및 제16조의2에 따른 중앙치매센터 및 광역치매센터의 설치·운영에 드는 비용

　　1의3. 제17조의2에 따른 치매상담전화센터의 설치·운영에 드는 비용

　　2. 치매관리사업에 대한 교육·홍보에 드는 비용

3. 치매관리사업에 필요한 전문인력의 교육·훈련에 드는 비용

4. 치매관리사업을 수행하는 법인·단체의 교육 및 홍보 사업에 드는 비용

② 제1항에 따른 비용 지원이 기준·방법 및 절차에 필요한 사항은 대통령령으로 정한다.

제19조(비밀누설의 금지)

이 법에 따라 치매관리사어벵 종사하거나 종사하였던 자는 업무상 알게 된 비밀을 누설하여서는 아니된다.

제20(위임과 위탁)

① 이 법에 따른 보건복지부장관 또는 시·도지사의 권한은 대통령령으로 정하는 바에 따라 그 일부를 시·도지사 또는 시장·군수·구청장에게 위임할 수 있다.

② 이 법에 따른 보건복지부장관, 시·도지사 또는 시장·군수·구청장의 권한은 대통령령으로 정하는 바에 따랄 그 일부를 치매관리사업을 수행할 수 있는 법인·단체 등에 위탁하여 시행할 수 있다.

제5장 벌칙

제21조(벌칙)

제19조를 위반하여 비밀을 누설한 자는 2년 이하의 징역 또는 2천만원 이하의 벌금에 처한다.

<부 록-3>

색인표【표 / 그림 / 참고】

1. 표

2. 그림

3. 참고(자료)

▣ 참고 문헌 ▣

· 건강뉴스(2021.02.01), '치매 인식개선을 위한 5가지 강조사항'(영국치매협회)
· 국민건강보험공단, 치매특별등급 도입을 위한 시범사업 실시. 2014년
· 국민건강보험공단, 초로기 치매환자 변화 추이
· 김상옥 외 1인 저, 「치매 예방을 위한 이론과 활용」, 예감, 2019년
· 노인심리교육협회, '노인생활수칙(50가지)'
· 이승헌 저, 「기적의 뇌건강 운동법」, 비타북스, 2014년
· 이승헌 저, 「뇌호흡」, 한문화, 2000년
· 이승헌 저, 「뇌를 알면 행복이 보인다」, 한문화, 2006년
· 박주홍 저, 「치매박사 박주홍의 영뇌 건강법」, 성안북스, 2016년
· 보건복지부/중앙치매센터, 2017「치매상담콜센터 사례집」, 2019「치매상담콜센터 사례집」, 2020「치매
    상담콜센터 사례집」
· 보건복지부/중앙치매센터, 「2020 치매 가이드북」, 2020년
· 보건복지부/중앙치매센터, 「돌보는 지혜」, 2017년
· 보건복지부/중앙치매센터, 「두근두근 뇌운동」, 2017년
· 보건복지부/중앙치매센터, 「작은 나눔 큰 희망」, 2021년
· 보건복지부, 2018년 치매유병율 조사
· 보건복지부, 제2차 국가치매관리종합계획(2013~2015)
· 보건복지부(중앙치매센터), 대한민국 치매현황, 2016년
· 보건복지부, 치매관리 종합대책, 2017년
· 시라사와 다쿠지 저, 「치매가 내 인생을 망친다」, 나라원, 2011년
· 신희영 저, 「치매 관리와 예방」, 예감, 2019년
· 안인숙 저, 「치매 알면 길이 보인다」, 미다스북스, 2019년
· 안준용 외 2인 저, 「치매 이길 수 있는 전쟁」, 비타북스, 2016년
· 양기화 저, 「치매 당신도 고칠 수 있다」, 중앙생활사, 2017년
· 와다 히데키 저, 「치매 제대로 알아야 두려움에서 벗어날 수 있다」, 리스컴, 20121년
· 우라카미 가스야 저, 「치매 알면 이긴다」, 기파랑, 2015년
· 유순덕 저, 「치매를 알아야 예방할 수 있다」, 휴먼북스, 2018년
· 윤승천 저, 「치매와의 공존」, 건강신문사, 2019년
· 장진형(북경협와의대 신경내과 교수), '치매예방의 뇌 세포 활성화를 위한 혀 운동"
· 전도근 저, 「엄마표 아동 비만 119」, 책과 상상, 2011년
· 전도근 저, 「치매 예방의 이론과 실제」, 해피&북스, 2018년
· 하시츠메 고지 저, 「치매의 예방과 치료」, 아침나라, 2005년
· 한겨레신문(2019.09.19), '치매국가책임제, 중증치매환자 의료비 부담대폭 낮아져...'
· 헬스조선(2021.04.22), '뇌 건강하게 하는 운동'

치매 유관기관·단체 연락처

기관명		대표전화	홈페이지
중앙치매센터		1666-0921	www.nid.or.kr
보건복지부	보건복지부콜센터	129	www.129.go.kr
국가건강정보포털		-	www.health.cdc.go.kr
국민건강보험공단(노인장기요양보험)	고객센터	1577-1000	www.longtemcare.or.kr
건강보험심사평가원	고객센터	1644-2000	www.hira.or.kr
경찰청(실종노인)	안전(Dream)	182	www.safe182.go.kr
중앙자살예방센터		02-2203-0053	www.spckorea.or.kr
중앙 노인보호전문기관(노인학대)		1577-1389	www.noinboho.or.kr
독거노인종합지원센터		1661-2129	www.1661-2129.or.kr
대한법률구조공단		132	www.klac.or.kr
고령자 치매후견센터(한국치매협회)		02-761-0710	www.silverweb.or.kr
한국치매가족협회		02-431-9963	www.alzza.or.kr
국민연금공단		1355	www.nps.or.kr
국세청		126	www.nts.go.kr
119상황실(응급의료상담 등)		119	www.119.go.kr

※ 자료 제공 : 보건복지부/중앙치매센터

치매없는 건강한 삶과
행복을 희망하며...

우리나라 노인들이 가장 두려워하는 질환 1위는 치매라고 한다. 가장 큰 이유 중의 하나는 아직 명확하게 예방이나 치료할 방법이 없기 때문이다. 더욱이 통계적으로 노인 10명 중 1명은 치매에 걸린다고 하고 있다. 우리 사회의 고령화 속도가 급증 추세로서 앞으로 그 수는 더욱 늘어날 것이다.

그런데 대부분 사람들이 치매라는 질환을 무작정 숨기려고만 하다가 병을 키우는 경우가 많다. 더구나 치매에 대해 잘 알지도 못한 채 막연한 두려움에 사로잡혀 있다. 이는 치매에 대한 어설픈 지식이나 오해에서 비롯되는 바가 크다. 하지만 올바른 지식을 가지고 이미지를 바로잡으면 벗어날 수 있다.

이 책은 치매의 원인과 증상을 바로 알아보고, 치매를 예방하기 위한 방법과 치매에 걸렸을 때 어떻게 대응해야 하는지 보다 구체적이고 실천적인 방법들을 제시하고 있다. 이 책을 통해 치매에 대한 기본지식의 습득과 이해를 높여서 치매로부터 해방되는 건강한 삶과 행복이 이루어지길 희망한다.